Marianne J. Voelk

Weizengras und Weizenkeim

**Das Immunsystem stärken
Krankheiten heilen und vorbeugen
Kraft und Energie tanken
Die Vitalkur mit den besten Rezepten**

Mosaik Verlag

I n h a l t

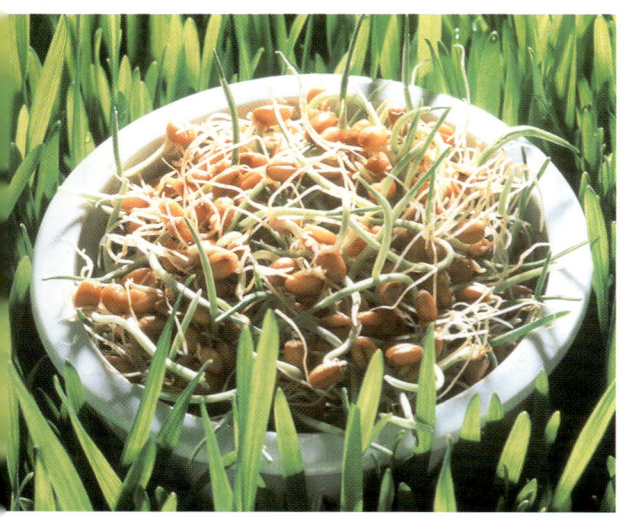

I n h a l t

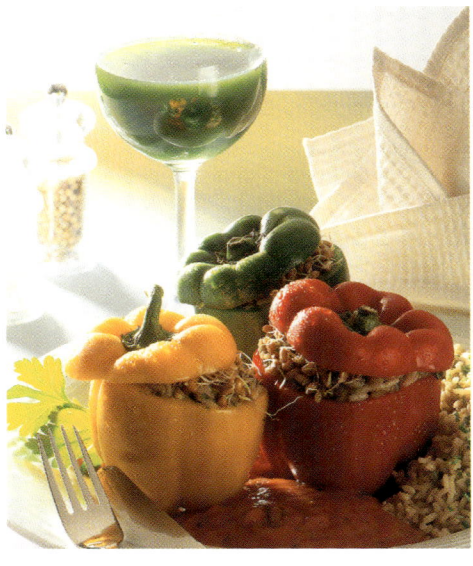

3

Kapitel 1

Vom Weizengras zum Kulturweizen

Gräser (lat. Bezeichnung Gramineae) gehören zu den ökologisch erfolgreichsten und nährstoffreichsten Pflanzen der Welt. Rund ein Fünftel der gesamten Erdvegetation besteht überwiegend aus Gräsern. Denken wir an die ausgedehnten Grasgürtel zwischen Wald und Wüste, die Steppen, Savannen, Prärien und Pampas, welche Landschaften von ganz eigentümlichem Charakter darstellen. In Mittel- und Westeuropa bilden Gräser von Natur aus nur dort dauerhaften Bestand, wo der Baumbewuchs aus natürlichen oder wirtschaftlichen Gründen stärker eingeschränkt ist. Alpine Matten oberhalb der Baumgrenze oder feuchte Böden entlang von Gewässern wurden daher zum bevorzugten Standort der Gräser. Neben den Äckern bilden sie die kennzeichnenden Elemente unserer Kulturlandschaft, die der Mensch seit der Jungsteinzeit aus der naturgegebenen Landschaft geformt hat.

Die Gräser schaffen direkt oder indirekt unentbehrliche Lebensgrundlagen für Mensch und Tier. Sehr viele Grasarten bilden Futterpflanzen für Nutztiere, von denen wiederum der Mensch Nahrungsmittel und nützliche Gebrauchsgüter bezieht. Ihre Lederschuhe beispielsweise sind nichts anderes als umgewandelte pflanzliche Biomasse, an der Gräser einen bedeutenden Anteil haben.

Viele Gräser spielen auch heute noch eine wichtige Rolle als Rohstoffe, zum Beispiel für die Papierherstellung, als Werkstoff für Flecht- und Bindearbeiten, sowie als Baumaterial, wie etwa das Supergras Bambus. Eine Fülle von Konsumgütern wie Getreidekaffee, Bier, Whisky, Rum, Arrak und Korn werden aus spezifischen Kulturgräsern hergestellt.

Unter Getreide versteht man alle wegen ihrer stärkehaltigen Früchte angebauten Kulturpflanzen. Dazu wird auch der Buchweizen gezählt, obwohl er ein Knöterichgewächs ist. Botanisch gesehen gehört das Getreide zu den Süßgräsern. Die gebräuchlichsten Getreidearten

Seit der Jungsteinzeit entstanden unter dem Einfluß des landnutzenden Menschen auf Gebieten, die früher der Wald für sich beansprucht hatte, die weiten, landschaftsprägenden Grasfluren des Wirtschaftsgrünlandes

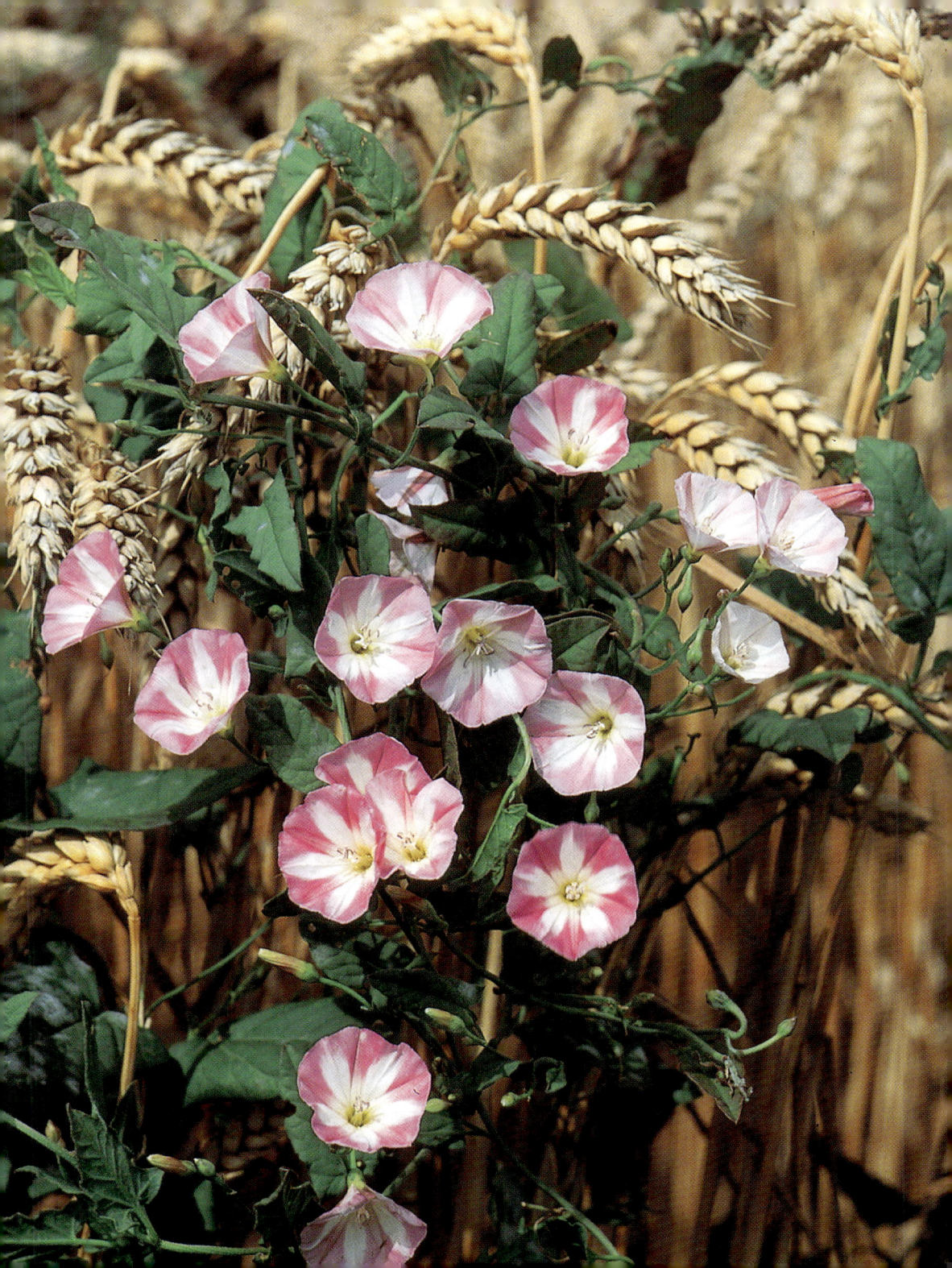

Die größte Bedeutung
kommt heute den
Nutzgräsern zu, den
Getreidearten, die
einen großen Teil
unserer Nahrung
bilden, nämlich unser
tägliches Brot

sind bei uns Weizen, Dinkel, Roggen, Gerste, Hafer, Reis, Mais und Hirse.

Alle heute angebauten Getreidearten sind besonders ertragreiche und widerstandsfähige Kulturpflanzen, die in dieser Form in der Natur nicht mehr vorkommen. Die ersten Getreidearten, die die Menschen nutzten und seit der Jungsteinzeit vor fast zehntausend Jahren in Ostasien auch zu kultivieren begannen, waren daher die Wildgräser.

Weizen, ein Zufallsprodukt der Natur

Was den Weizen betrifft, so ist dessen Weg vom Wildgras zur Kulturpflanze im wesentlichen geklärt. Schon im Jahr 1913 haben Getreideforscher erkannt, daß nahe Verwandte des Weizens, nämlich Einkorn, Dinkel und Emmer, drei verschiedenen Abstammungsgruppen entspringen.

Aufgrund moderner zytologischer und genetischer Untersuchungen steht heute fest, daß es eine Wildform des Saatweizens (*Triticum aestivum*) überhaupt nicht gibt. Der Saatweizen ist, wie viele andere Kulturpflanzen auch, durch Artbastardierung entstanden.

Die mutmaßlichen »Eltern« des Weizens

Unser Saatweizen
ist wie viele Kulturpflanzen ein Zufallsprodukt der Natur.
Seine »Eltern« sind das
Wildgras *Aegilops*
und eine Weizenform
der Emmerreihe

Aus dieser Erkenntnis resultiert, daß der Saatweizen strenggenommen nicht eine, sondern gleich zwei Abstammungslinien besitzt: Eine Weizenform der Emmerreihe und ein Wildgras aus der Gattung *Aegilops* sind die beiden Stammformen. Die beiden englischen Getreideforscher McFadden und Sears vermuten, daß diese Bastardierung in einem Gebiet mit hoher Lufttrockenheit stattgefunden haben dürfte, welche die Fremdbefruchtung ermöglichte. Es handelt sich demnach um einen völlig natürlichen Vorgang. Den Wissenschaftlern ist es gelungen, den Saatweizen aus *Triticum dicoccoides* und *Aegilops squarossa* aufzubauen.

Wegen seiner günstigen Geneigenschaften verfügt der Saatweizen, der mehr als vierhundert Erbanlagen hat, unter allen anderen Kulturpflanzen über den größten Typenreichtum.

Die bestehenden Sorten, die über die ganze Erde verbreitet sind, werden auf zehn- bis zwölfhundert geschätzt. *Triticum aestivum* wird von Getreideforschern als die erblich entwicklungsfähigste Kulturpflanze angesehen.

Verbreitung des Weizens

Getreideforscher nehmen an, daß die Ausbreitung des Kulturgetreides von Ostasien aus, wo die Jungsteinzeitmenschen bereits Ackerbau betrieben hatten, stattfand, und zwar zum einen durch Wanderungen von Tieren, welche die Körner mittels ihres Kotes verschleppten, und zum andern durch Wanderungen der Frühmenschen. Dabei könnte die eine Hauptrichtung aus Ostasien entlang der »Nordstraße« verlaufen sein, auf der später die Ostasiaten und Mongolen in Europa eindrangen, und die zweite Hauptrichtung entlang der später als »Seidenstraße« bezeichneten Linie von China zum Vorderen Orient. Da diese Ausbreitung eine lange Zeit beansprucht haben wird, ist anzunehmen, daß die Kultivierung des Weizens in Ostasien wohl mehrere tausend Jahre vor seinem Auftreten in Mesopotamien begonnen hatte.

Die aus Ostasien eingewanderten Sumerer machten aus Mesopotamien, dem heutigen Iran, ein Paradies auf Erden, in dem goldener Weizen im Überfluß wuchs

Mesopotamien, Land des goldenen Weizens zwischen Euphrat und Tigris

Mesopotamien war außerordentlich fruchtbar, und aufgrund seiner großflächigen Weizenfelder wurde es als »Land des goldenen Weizens« geschildert. Der Legende nach lag dort einst der Garten Eden, das Traumbild des Menschen vom Paradies. In der Tat gab es in der Nähe der Stadt Ur ausgedehnte und wunderschöne Paradiesgärten, welche die Sumerer, ein Volk, das 4000 v. Chr. aus Ostasien eingewandert war, angelegt hatten. Es ist anzunehmen, daß dieses Volk die Gepflogenheit aus Asien mitgebracht hatte, alle Teile des Getreides zu essen – sowohl die Körner in gemahlener oder gekeimter Form als auch das schmackhafte und nahrhafte Getreidegras.

In Mesopotamien fanden sich bei Ausgrabungen Gerste, Emmer und Weizen aus der Zeit um 4000 v. Chr.

Die zentrale Lage ohne natürliche Hindernisse machte das Zweistromland Mesopotamien für Tausende von Jahren zum größten Güterumschlagplatz der damaligen Welt. Sämtliche Karawanenstraßen vom östlichen China bis zum westlichen Ägypten durchkreuzten das Land. Dies führte zur weiteren Verbreitung des Weizens.

Heiliger Weizen in Echnatons Sonnenreligion

Der ägyptische König Echnaton, der von 1362–1346 v. Chr. regierte, führte den monotheistischen Sonnenglauben ein. Da kein anderes Getreide so viel Sonne und Licht aufnimmt wie der Weizen, wurde dieser von den Gläubigen als Mittler zwischen Sonne und Mensch angesehen

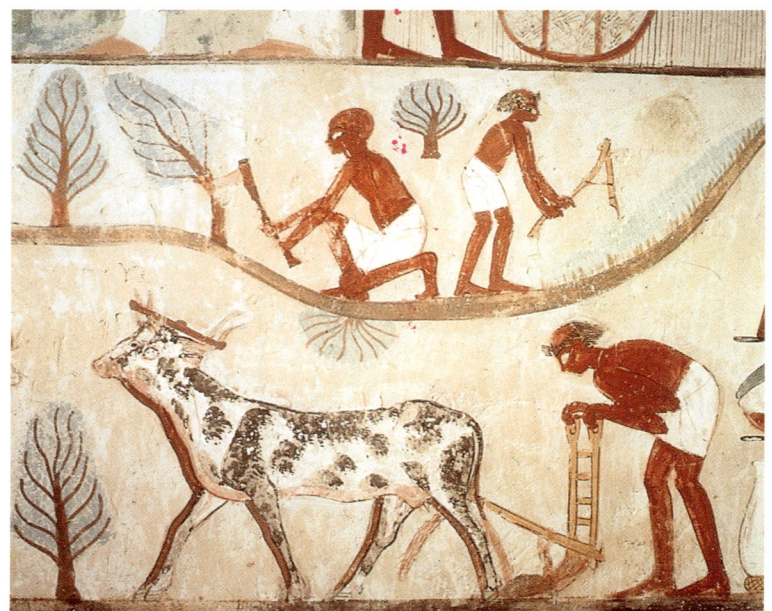

Männer bei der Feld-
arbeit. Wandmalerei
aus dem Grab des
Menena, Vorsteher der
Ländereien und
Feldvermesser unter
Thutmosis IV.

und als heilig verehrt. Die Ägypter glaubten, durch den Verzehr von heiligem Weizen an den kosmischen Kräften der Sonne teilzuhaben; sie verstanden ihn als das Bindeglied zu ihrem Sonnengott Aton. In die Grabkammern ihrer Verstorbenen stellten die Sonnenanbeter Gefäße mit Weizenkörnern, damit sie diese ihrem Gott als Gabe darbringen konnten. Bei Ausgrabungen in Merimde, einer Stadt im Nildelta, fand man Weizenkörnern, die aus der Zeit von 4000 v. Chr. stammten.

Das Weizenkorn, ein morphologisches Wunderwerk der Natur

Im Korn ist der Embryo, die Keimpflanze, eingebettet. Er nährt sich während der Keimung vom Mehlkörper des Korns

Das reife Korn weist auf einer Seite eine tiefe Furche auf, die ehemalige Bauchfurche des Fruchtknotens. Die Basis der Kornrückseite bildet eine schildförmige, etwas asymmetrisch ausgezogene Scheibe, das sogenannte Keimblatt oder Schildchen (*Scutellum*). Darunter liegt der Embryo, die Keimanlage, die bereits deutlich den Sproß- und Blattkeim (*Plumula*) erkennen läßt. Der größte Teil des Korns innerhalb der festen Fruchtschale (*Perikarp*) und der Samenschale (*Testa*) wird vom Mehl-

Das Weizenkorn, ein morphologisches Wunderwerk der Natur

körper (*Endosperm*) eingenommen. Er wird von zwei Fruchthäutchen und einer Wabenschicht (Aleuronschicht) umhüllt, die einen Großteil der Proteinreserven bilden. Sie dienen zusammen mit dem Mehlkörper als Nahrung für den Embryo und als Starthilfe während der Keimung, denn bis zu dem Zeitpunkt, an dem die ersten Sprossen die Bodenkrume durchbrechen, sind sie auf diese Nahrungszufuhr angewiesen. Sobald das Pflänzchen das Tageslicht erreicht hat, kann es sich durch Photosynthese selbst versorgen.

Mineralstoff- und Vitamingehalt des Weizens im Vergleich zu anderem Getreide – beispielsweise zu Gerste

Mineralstoffe/Spurenelemente mg/100 g

	Kal	Ca	P	Mg	Se	Fe	Cu
Weizen	505	44	406	147	950	3,3	650
Gerste	444	38	342	114	365	2,8	435

Vitamine mg/100 g

	A (µg)	E	B_1	B_2	B_6	Niacin
Weizen	70	1,6	0,50	0,14	0,44	5,1
Gerste	0,25	0,6	0,43	0,18	0,56	4,8

Kal = Kalium, C = Kalzium, P = Phosphor, Mg = Magnesium, Se = Selen
Fe = Eisen, Cu = Kupfer

Weizen, das ökonomisch wertvollste Lebensmittel

Das Weizenkorn enthält auf kleinstem Raum die größtmögliche Menge an Vitalstoffen, daher ist es zum Erhalt und zur Wiedergewinnung der Gesundheit von größter Bedeutung.

Hundert Gramm Körner enthalten nahezu hundert Prozent Vitalstoffe gegenüber der gleichen Menge Fleisch, bei dem wir siebzig Prozent Wasser einkaufen (siehe Grafik Seite 10/11). Der Enzymgehalt des Korns ist etwa so hoch wie der des Hühnereis. Der Gesamtgehalt an Mineralstoffen und Spurenelementen ist im Weizen gegenüber anderen pflanzlichen Lebensmitteln absolut am höchsten.

Nicht anders verhält es sich mit dem Gehalt an B-Vitaminen. Das Weizenkorn ist der größte Lieferant an Vitaminen der B-Gruppe; Vitamin B_{12} entwickelt sich jedoch erst beim Keimen.

Aus ökonomischer Sicht ist das Weizenkorn das wertvollste Lebensmittel, das wir für unser Geld erhalten können. Es zeichnet sich durch einen hohen Gehalt an Vitalstoffen aus

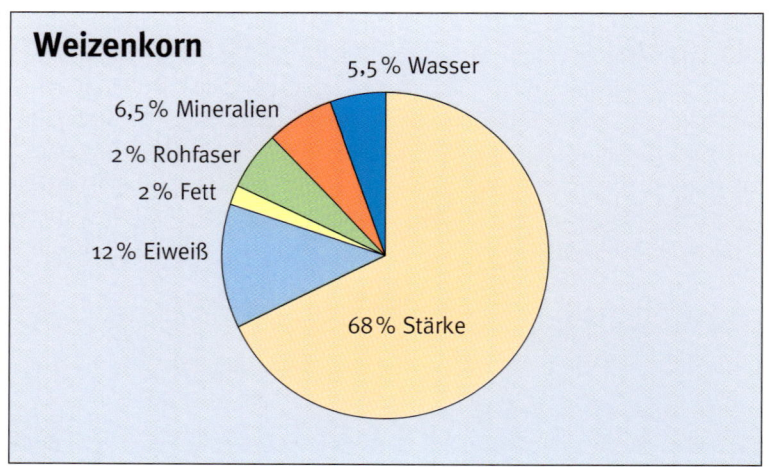

Weizenkorn

5,5 % Wasser
6,5 % Mineralien
2 % Rohfaser
2 % Fett
12 % Eiweiß
68 % Stärke

Mit einem Kilogramm Getreide kaufen wir nahezu 100 Prozent Vitalstoffe ein, während in einem Kilogramm Fleisch nur 30 Prozent Nährstoffe enthalten sind – der Rest ist Wasser

Gegenüberstellung der wertgebenden Inhaltsstoffe von Weizengras und Weizenkeim

Der Gehalt an Mineralsalzen vermehrt sich beim Keimen und bei der Entwicklung zur Jungpflanze, dem Weizengras, und kann sich bei gutem Boden im Gras noch anreichern. Der Gehalt an Vitamin A, E und C steigt ebenfalls während des Keimvorgangs sprunghaft an. Die Vitamine C und K kommen, wie bei allen anderen Getreidekörnern auch, im Weizenkorn nur in Spuren vor; sie vermehren sich erst beim Keimen und sind später im Gras reichlich vorhanden. Der Enzymgehalt des Weizenkorns beträgt ca. zwölf Prozent. Er steigt beim Keimen auf mehr als das Doppelte an. Die Wurzeln brauchen die aus den Enzymen erzeugte Energie, um die Pflanze zum Wachsen zu bringen. Da zur Freigabe dieser Energie der größte Teil der B-Vitamine aufgebraucht wird, beträgt der Gehalt an B-Vitaminen im Gras noch etwa ein Zehntel und der Gehalt an Enzymen ein Viertel der ursprünglichen Menge. Ähnlich verhält es sich mit den pflanzlichen Hormonen, den sogenannten Phytohormonen; auch sie benötigt das gekeimte Korn zur Entwicklung der Pflanze, deshalb sind im Gras nur noch wenige enthalten. Das Weizengras kann dagegen mit anderen Qualitäten aufwarten. Es ist reich an Vitamin A, C, und K und enthält hochwirksame sekundäre Pflanzenstoffe und das kostbare Chlorophyll, die »grüne Arznei«.

Während der Keim den Hauptträger von Phytohormonen, Enzymen, B-Vitaminen sowie von Vitamin E darstellt, liefert das Gras erhebliche Mengen an Vitamin A, C und K sowie Phytochemikalien und das kostbare Chlorophyll. Aus diesem Grund ergänzen sich Weizenkeim und Weizengras hervorragend

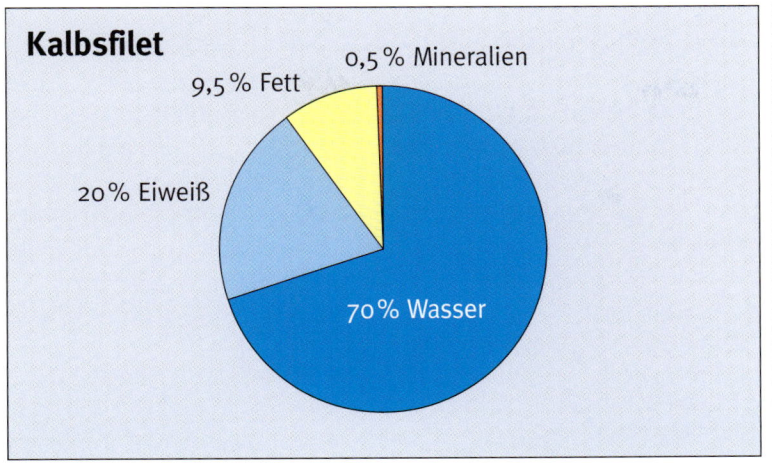

Kalbsfilet

0,5 % Mineralien

9,5 % Fett

20 % Eiweiß

70 % Wasser

Die Wechselbeziehung von Weizengras und Weizenkeim

Sie werden sich vielleicht fragen: Was ist wichtiger und heilsamer für meinen Körper, der Keim oder das Gras? An Bedeutsamkeit und Heilkraft steht keines der Pflanzenteile dem anderen nach, doch jedes hat durch seine spezifischen Inhaltsstoffe seine speziellen Aufgabenbereiche. Nichtsdestoweniger sind die unterschiedlichen Aufgabengebiete von Keim und Gras eng miteinander verbunden. Sie greifen ineinander wie Zahnräder in einem großen Getriebe, wie an einem kleinen Beispiel deutlich wird: Bei einer Verletzung werden in unserem Körper Transportenzyme mobilgemacht. Sie haben die Aufgabe, die Vitamine K und C zum Unfallort zu bringen. Dort kümmert sich das Vitamin K um die Gerinnung des Blutes, während das Vitamin C spezielle Aufbauenzyme bei der Bildung neuen Gewebes unterstützt. Das Chlorophyll der auf die Wunde gelegten Gräser sorgt dafür, daß keine Entzündung auftritt, und fördert die Wundheilung. Auf diese Weise greifen sich also Weizengras und Weizenkeim durch ihre unterschiedlichen Inhaltsstoffe hilfreich »unter die Arme« und entfalten – wie Sie im Kapitel »Weizengras-Weizenkeim-Therapie« (Seite 52) erfahren – bei mannigfachen Leiden ihre außerordentliche Heilkraft. Im Kapitel »Heilende Nahrung mit Weizenkeimen und Weizengras«

(Seite 76) lernen Sie eine Reihe von Rezepten kennen, in denen die Heilkraft beider Naturprodukte quasi durch »innere Anwendung« zum Tragen kommt. Ein herausragendes Gericht, das in höchstem Maß alle jene biologischen Wirkstoffe enthält, die Sie befähigen, Ihren Tag energiegeladen zu beginnen und abzuwickeln, ist das Weizengras-Weizenkeim-Frühstück.
Doch wenden wir uns zunächst den heilenden Kräften des Weizengrases zu.

Die Essener und ihr nährendes Weizengras

Es ist die Erdenmutter, die unseren Körper versorgt, denn wir sind aus ihr geboren und haben unser Leben in ihr. So versorgt sie uns mit Nahrung in jedem Grashalm den wir mit unseren Händen berühren. Denn wahrlich, ich sage euch, denn nicht nur durch das Brot ernährt uns der Weizen. Wir können auch das zarte Gras essen, auf daß die Kraft der Erdenmutter in uns eintrete. Aber kaut die Halme gut, denn der Sohn des Menschen hat andere Zähne als die Tiere, und nur wenn wir gut kauen, kann der Engel des Wassers in unser Blut eintreten und uns Kraft geben. Eßt denn, o Söhne des Lichts, von diesem vollkommenen Kraut auf der Tafel unserer Erdenmutter, auf daß eure Tage auf dieser Erde lang währen mögen, denn dies ist den Augen Gottes wohlgefällig.

(Das geheime Evangelium der Essener, Dr. E. B. Székely)

Kapitel 2

Die heilenden Biostoffe des Weizengrases

Im Kapitel »Gegenüberstellung der wertgebenden Inhaltsstoffe von Weizengras und Weizenkeim« (Seite 10) haben Sie gesehen, daß diese beiden Naturheilmittel gleichermaßen mit besonderem Reichtum an biologischen Wirkstoffen ausgestattet sind. Da manche von ihnen nahezu den gleichen Anteil im Gras wie im Keim aufweisen, wie etwa Mineralstoffe, Spurenelemente, Aroma- und Faserstoffe sowie Cholin, werden sie in diesem Kapitel zusammen mit denjenigen biologischen Wirkstoffen besprochen, die sich im Gras vermehrt angereichert haben, wie die Vitamine A, C und K, bestimmte Antikrebsenzyme, die sekundären Pflanzenstoffe und das Chlorophyll. Sehen wir uns als erstes die im Gegensatz zum Weizenkeim spezifischen Wirkstoffe an.

Vitamine schützen unser Leben

Der Begriff Vitamin leitet sich von den lateinischen Wörtern: *vita*, das Leben, und *amin*, stickstoffhaltig, ab. Er wurde von dem polnischen Wissenschaftler Casimir Funk im Jahr 1911 eingeführt, als er aus Reiskleie eine gegen Beriberi wirksame stickstoffhaltige Verbindung isolierte. Seiner Ansicht nach waren Vitamine lebensnotwendige, stickstoffhaltige Substanzen. Heute ist bekannt, daß zwar nicht alle Vitamine Stickstoff enthalten, jedoch zur Erhaltung der Gesundheit unentbehrlich sind. Vitamine unterscheiden sich voneinander durch völlig verschiedene Strukturen und weisen kaum Ähnlichkeiten oder Verwandtschaft auf. Unser Körper benötigt sie bei allen Stoffwechselprozessen in ganz geringen Dosen – Mikro- bis Milligrammengen – als biochemische Katalysatoren. Wir sind also auf die regelmäßige Ver-

Vitamine wirken in unserem Körper in winzigen Dosen als biochemische Katalysatoren. Fehlt uns auch nur eines dieser Vitamine über einen längeren Zeitraum hinweg, so zieht das zwangsläufig schwere Mangelerkrankungen nach sich

sorgung mit Vitaminen angewiesen, in Form der Vitamine selbst oder ihrer Vorstufen, der Provitamine. Diese werden im Körper in das entsprechende Vitamin umgewandelt. Das Fehlen auch nur eines der Vitamine über einen längeren Zeitraum hinweg führt unweigerlich zu Siechtum und Tod, wie uns die früher häufig aufgetretenen und Schrecken verbreitenden Vitaminmangelkrankheiten wie Skorbut, Beriberi, Pellagra oder Rachitis zeigen.

Vitamine sind organische Verbindungen, die untereinander kaum Ähnlichkeit oder Verwandtschaft haben, da sie, chemisch betrachtet, völlig verschiedene Substanzen sind

Wir kennen heute dreizehn Vitamine, die aufgrund ihrer physikalischen Eigenschaften in zwei Gruppen eingeteilt werden: die fettlöslichen und die wasserlöslichen Vitamine. Die fettlöslichen Vitamine A, D, E und K entfalten ihre Wirkung in unserem Organismus in Begleitung von Fetten. Außer Vitamin K werden sie in unserem Körper gespeichert, so daß die Versorgung über mehrere Monate hinweg sichergestellt ist. Die wasserlöslichen Vitamine, Vitamin C und die Vitamine des B-Komplexes, kann unser Körper nur in geringen Mengen speichern, deshalb ist die laufende Versorgung enorm wichtig. Eventueller Überschuß wird über die Nieren wieder ausgeschieden. Doch in die Verlegenheit einer Überversorgung kommen wir sogenannte Wohlstandsbürger bei der heutigen Zivilisationskost ohnehin nicht, denn das hitzeempfindliche Vitamin C ist in sterilisierten Produkten und Kochkost kaum noch vorhanden, und an B-Vitaminen mangelt es den Menschen der Industrieländer insbesondere deshalb, weil sie Feinmehlbrot und Konditorwaren dem reichlich Vitamin-B-haltigen Weizenvollkorngebäck vorziehen. Während Mikroorganismen, Pflanzen und manche Tiere Vitamine aufbauen können, hat der Mensch im Laufe der Evolution diese Fähigkeit weitgehend verloren.

Die Schutztruppe gegen freie Radikale (Vitamine A, C, E und Selen)

Wie wirken freie Radikale?

Freie Radikale sind hochreaktive aggressive Substanzen, wie beispielsweise Atome, die nur ein einzelnes Elektron besitzen oder Bruchstücke von Molekülen. Als Ergebnis von Wechselwirkungen zwischen unseren Zellen und Umweltgiften, die wir durch verschmutzte Luft, verunreinigtes Wasser, Zigarettenrauch, UV-Strahlung und mit Giften belastete Nahrungsmittel aufnehmen, können diese Substan-

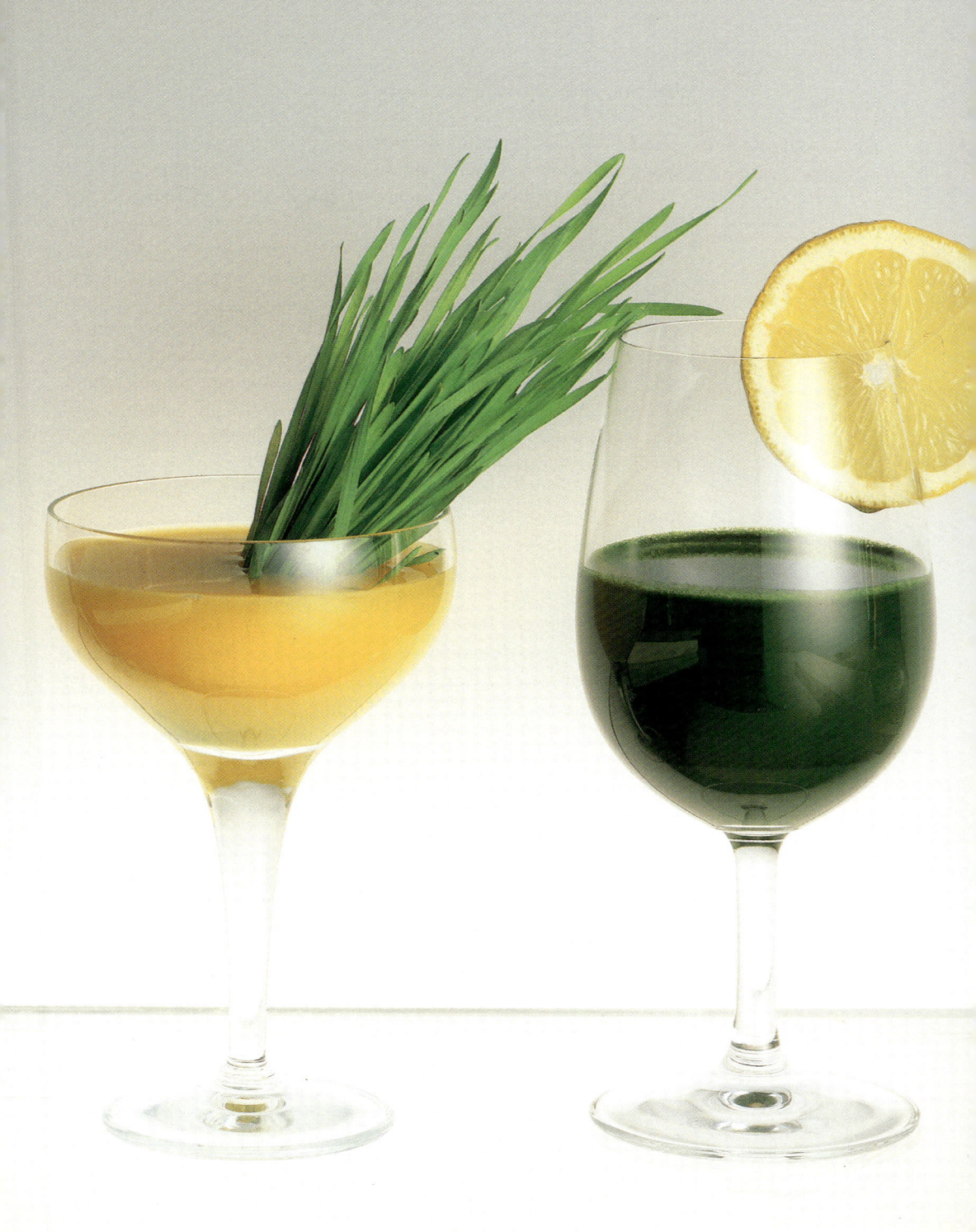

Die heilenden Biostoffe des Weizengrases

Auch der gesündeste Körper ist vor den Attacken sogenannter freier Radikale nicht sicher. Sie sind das Ergebnis von Wechselwirkungen zwischen unseren Zellen und Umweltgiften

zen abnormale chemische Verbindungen im Körper bewirken. Außerdem kommen in unserem Organismus auch gelegentlich spontan auftretende freie Radikale vor, einzelne Ionen, also geladene Teilchen. Freie Radikale sind zwar nur etwa eine Sekunde lang funktionsfähig, doch diese kurze Zeitspanne reicht den Störenfrieden völlig aus, unsere Zellen zu schädigen. Insbesondere bei einem geschwächten Immunsystem, wenn die Schutzmechanismen des Organismus nicht mehr voll einsatzfähig sind, gelingt es den freien Radikalen, die Zellen anzugreifen. Dringen sie zur Erbsubstanz im Zellkern vor, kann die Zelle zu einer Krebszelle entarten. Da die meisten der freien Radikale sauerstoffhaltig sind und deren Reaktion mit Sauerstoff chemisch als Oxidation bezeichnet wird, nennt man Stoffe, welche die Störenfriede binden können, Antioxidanzien.

Antioxidanzien als Fänger freier Radikale

Das Weizenkeim-Weizengras-Frühstück stellt eine bedeutende Quelle an Antioxidanzien dar. Durch seine fein aufeinander abgestimmten Zutaten an jungem, süßem Weizengras, Obst, Weizenkeimen, Nüssen und Samen enthält es im Überfluß alle Fänger freier Radikale, die gemeinsam eine wirksame Schutztruppe gegen diese Störenfriede bilden

In dem Begriff Antioxidanzien stecken die Worte *anti*, gegen, und *oxid*, die Verbindung eines chemischen Grundstoffs mit Sauerstoff (zum Beispiel Rost). Es gibt drei Vitamine: Beta-Carotin (Vorstufe des Vitamin A, Retinol), Vitamin C (Ascorbinsäure) und Vitamin E (Tocopherole), die in unserem Organismus als Fänger freier Radikale wirken. Sie besitzen die Fähigkeit, deren Sauerstoffanteil zu binden, wodurch sie vernichtet werden. Dem Spurenelement Selen kommt die wichtige Rolle zu, das Vitamin E in die Zelle zu schleusen, wo es seine Aufgabe in der Abwehrarbeit erfüllen kann. Darüber hinaus kompensiert Selen die Wirkung schädlicher Umweltgifte, da es selbst als Antioxidans auftritt. Von den Vitaminen A, C und E favorisiert jedes eine andere Sorte sauerstoffhaltiger freier Radikale, daher ist es von Vorteil, sich durch ausreichenden Verzehr frischer Lebensmittel mit allen Vitaminen zu versorgen. Weizengras und Weizenkeime können gemeinsam eine Schutztruppe gegen die Angreifer bilden: Weizengras enthält viel Vitamin C, während Weizenkeime, speziell das Weizenkeimöl, bedeutende Vitamin-E-Lieferanten sind. Vitamin A sowie das Spurenelement Selen kommen reichlich sowohl im Gras als auch im Keim vor. Rohkostsalate, die Sie mit frischem Weizengras und Weizenkeimen anreichern und mit Weizenkeimöl zubereiten, sichern die ausreichende Zufuhr von Beta-Carotin, Vitamin C, Vitamin E und Selen (siehe »Heilende Nahrung mit Weizenkeimen und Weizengras«, Seite 76).

Neuere Forschungsergebnisse deuten darauf hin, daß die Vorzüge dieser Schutztruppe als Radikalefänger auch zur Behandlung vieler weiterer Zivilisationskrankheiten genutzt werden könnten, wie zum Beispiel zur Bekämpfung von Arteriosklerose und Herzinfarkt sowie frühzeitiger Alterungsprozesse.

Gesunde Sexualität und reine Haut durch Vitamin A

Die Vorstufe des Vitamin A, das Beta-Carotin, wird in den Darmwänden in Vitamin A (Retinol) umgewandelt. Das Vorhandensein dieses Vitamins ist für gesunde Sexualität und Fortpflanzung unentbehrlich, da nur unter seiner Mitwirkung das männliche Sexualhormon Testosteron gebildet wird. Vitamin A ist verantwortlich für die Entwicklung männlicher Samenzellen sowie für das Wachstum des Embryos und den Aufbau der Plazenta. Weiterhin hat Vitamin A bedeutenden Anteil am Sehvorgang. Es entwickelt in unseren Augen das Rhodopsin, einen Stoff, der im Volksmund Sehpurpur genannt wird und uns das Sehen in Farbe ermöglicht und vor »Nachtblindheit« bewahrt. Außerdem hält Vitamin A unsere Schleimhäute, zum Beispiel in Darm, Blase, Lunge, Mund, Rachen, Nase und Augen, gesund und verhilft uns zu reiner Körperhaut und einem samtigen Teint.

Vitamin C gegen Streß, Infektionen und Vergiftung

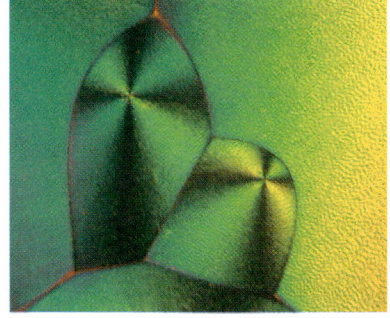

Vitamin C (Ascorbinsäure) hat in unserem Organismus ein komplexes Aufgabengebiet. Eine dieser Aufgaben ist, den Organismus bei der Streßverarbeitung zu unterstützen. In Belastungssituationen schüttet unsere Nebennierenrinde spezielle Hormone aus, die Corticosteroide. Für ihren Einsatz im Körper sind sie auf außerordentlich viel Ascorbinsäure angewiesen, daher ist der Vitamin-C-Vorrat der Nebennierenrinde sehr schnell erschöpft. Dauergestreßte Menschen haben deshalb einen hohen Bedarf an Vitamin C, der durch Weizengrassäfte sowie durch Obst und Salate gedeckt werden kann. Ascorbinsäure mobilisiert außerdem in unserem Immunsystem die Abwehrkräfte der weißen Blutkörperchen und beteiligt sich an der Bildung von Antikörpern. Der Schutz vor Infektionen wird noch erhöht

In Belastungs-situationen schüttet unsere Nebennieren-rinde Corticosteroide aus. Da diese Hormone für ihren Einsatz im Körper sehr viel Vitamin C benötigen, kommt es gleichzeitig zu rapider Entleerung des Vitamin-C-Vorrats der Nebennierenrinde. Deshalb haben dauergestreßte Menschen einen erhöhten Vitamin-C-Bedarf

durch die Fähigkeit der Ascorbinsäure, körpereigene Cortisone zu erzeugen. Weiterhin ist die Mithilfe von Vitamin C für die Bildung und Funktionserhaltung des Stützgewebes (Knochen, Knorpel, Zähne) ebenso erforderlich wie für Aufbau und Regeneration unseres Bindegewebes. Deshalb läßt schlechte Wund- und Knochenheilung auf Vitamin-C-Mangel schließen. Darüber hinaus unterstützt die Ascorbinsäure Entgiftungsprozesse in der Leber. Ascorbinsäure hat außerdem die Fähigkeit, im Magen die Bildung der krebserregenden Nitrosamine zu unterbinden, die sich aus Nitrat in Lebensmitteln entwickeln. Zu diesem Zweck schüttet die Magenschleimhaut nach jeder Mahlzeit Vitamin C aus.

Das Vitamin-C-D-K-Potpourri heilt Verletzungen

Ein Salat aus frischem, grünem Blattgemüse, gemischt mit Weizengras und geschmorten Pilzen und Weizenkeimen (siehe »Heilende Nahrung mit Weizenkeimen und Weizengras«, Seite 76), angemacht mit kaltgepreßtem Weizenkeimöl, ergibt ein fein aufeinander abge-

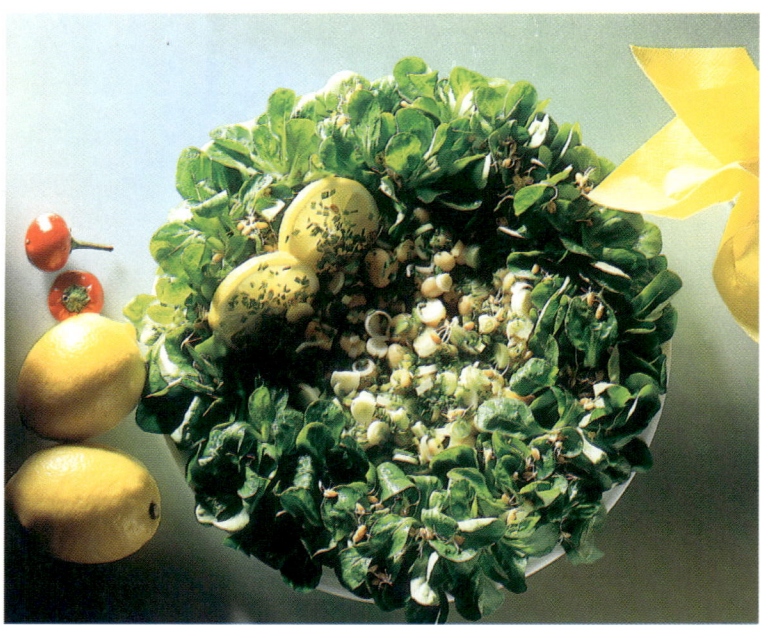

Pilzsalat im grünen Nest

stimmtes Gericht mit reichlichem Gehalt an Ascorbinsäure (Vitamin C), Calciferol (Vitamin D) und Phyllochinon (Vitamin K). Diese drei Vitamine sind von größter Bedeutung für die Heilung, wenn wir uns Verletzungen zugezogen haben, sei es eine kleine Schürfwunde oder ein schwerer Knochenbruch. Der Aufbau und Erhalt unseres Knochenbaus erfolgt in Abhängigkeit von Vitamin D und C. Unser Organismus baut unter Lichteinwirkung Vitamin D auf, und zwar aus Provitaminen, die wir mit der Nahrung aufnehmen. Dieses Vitamin fördert zusammen mit speziellen Enzymen die Aufnahme von Kalzium und Phosphor aus dem Darm und bewirkt unter Mithilfe von Vitamin C den Einbau der Mineralien in Knochen, Knorpel und Zähne. Bei Verletzungen ist Vitamin K zur Heilung gleichermaßen notwendig wie Vitamin C. Während Vitamin K für die Gerinnungsfähigkeit des Blutes sorgt, wirkt Vitamin C bei der Regeneration des verletzten Haut- und Knochengewebes mit. Weizengras und Blattgemüse des oben genannten Salats versorgen uns mit Vitamin C und K, die Pilze steuern uns die Provitamine D bei, und das Weizenkeimöl in der Salatsauce sorgt für die Speicherung von Vitamin D in unserem Körper, damit es zum Einbau von Kalzium in das Knochengewebes stets zur Verfügung steht.

Enzyme im Kampf gegen Krebs

Die meistgefürchtete Krankheit Krebs steht an zweiter Stelle der Todesursachen in der sogenannten zivilisierten Welt. Das Weizengras kann eine große Hilfe in der Krebsbekämpfung sein, denn es verfügt über eine Gruppe hochwirksamer Enzyme, die sich diesem speziellen Aufgabengebiet widmet. Es handelt sich um Peroxidasen und Superoxiddismutasen, kurz SOD genannt. Die SOD unterteilen sich in vier verschiedene Gruppen, von denen drei eine wichtige Rolle bei der Krebsbekämpfung und beim Strahlenschutz spielen. Eine spezielle Gruppe dieser Enzyme kann die Entstehung freier Radikale unterbinden, welche die gefürchteten Oxidationsschäden im Organismus hervorrufen. Sie fangen die krebserregenden Substanzen ab, machen sie unschädlich und verhindern, daß gesunde Zellen entarten, während Peroxidasen und eine andere der SOD sich in unseren Körperzellen einnisten und sie vor dem Eindringen freier Radikaler schützen.

Das Weizengras kann einen außerordentlichen Beitrag zur Krebsbekämpfung leisten. Es verfügt über eine Gruppe hochwirksamer Enzyme, die Superoxide Dismutasen und die Peroxidasen. Sie setzen die Bildung freier Radikale herab, welche die gefürchteten Oxidationsschäden im Organismus hervorrufen

König Hiskias Heilung

Es wird Sie vielleicht interessieren, vom ältesten bekannten Fall einer Enzymtherapie bei Krebs zu hören, der zur völligen Heilung führte. Es steht in der Bibel, im 2. Buch der Könige, Kapitel 20, geschrieben: »Als König Hiskia in jenen Tagen auf den Tod erkrankte, begab sich der Prophet Jesaja, der Sohn des Amoz, zu ihm und sagte: ›So hat der Herr gesprochen: Bestelle dein Haus, denn du mußt sterben und wirst nicht wieder gesund werden!‹« Der an Krebs erkrankte König Hiskia flehte Gott weinend um Errettung an. Der Herr gab seinem Flehen nach und sagte zu Jesaja, er habe den Entschluß gefaßt, daß Hiskia wieder gesunden solle und noch weitere fünfzehn Jahre leben dürfe. »Darauf sagte Jesaja: ›Bringt ein Feigenmus her!‹ Da holten sie ein solches und legten es auf das Geschwür: Da wurde er gesund.«

Es muß wohl Herbst gewesen sein, als sich diese Geschichte zutrug, und just in dem Augenblick als Jesaja die Botschaft des Herrn vernahm, mag sein Auge auf einen Feigenbaum gefallen sein, dessen reife Früchte dem Propheten offenbar als Heilmittel geeignet schienen. Ist es nicht denkbar – hätte der König im Frühjahr der Heilung bedurft –, daß der Anblick eines Feldes junger, grüner Weizengräser, Jesaja veranlaßt haben könnte, nach einem saftigen Weizengrasbrei zu verlangen?

Die Wissenschaftler an der Bundesforschungsanstalt für Ernährungsphysiologie in Karlsruhe befassen sich seit Jahren mit den gesundheitlichen Wirkungen der sekundären Pflanzenstoffe, wobei die Untersuchung der krebshemmenden Stoffe im Vordergrund steht

Sekundäre Pflanzenstoffe gegen Krebs und Herzinfarkt

Vegetabile Nahrung enthält eine Vielzahl verschiedener Substanzen, die pharmakologische Wirkung haben; auch unser Weizengras hat reichlich davon. Die Pflanzen haben diese Stoffe im Lauf von Jahrmillionen entwickelt, um sich vor Freßfeinden, Bakterien und Schimmelpilzen zu schützen. Man nennt diese Substanzen sekundäre Pflanzenstoffe, da sie im Gegensatz zu den primären Nährstoffen, wie Eiweiß, Fett, Kohlenhydrate und Vitaminen, nicht lebenswichtig sind. Dennoch haben sie die Fähigkeit, uns vor Krankheiten zu schützen.

Sekundäre Pflanzenstoffe gegen Krebs und Herzinfarkt

Schutz vor Krebs

Ernährungswissenschaftler befassen sich seit Jahren mit den krebs-hemmenden Stoffen von Pflanzen. Sie stellten fest, daß sie vorwiegend im äußeren Bereich der Pflanze lokalisiert sind, weil sie dort seit Urzeiten dazu dienen, Freßfeinde und Krankheitserreger abzuschrecken. So sitzen zum Beispiel Glukosinolate in den äußeren Blättern grüner Gemüse und Salate und Xanthophylle in den grünsten Teilen eßbarer Pflanzen, wie in Grün- und Rosenkohl, grünen Salaten und natürlich in unserem Weizengras. Daß die meisten der sekundären Pflanzenstoffe eine positive, gesundheitsfördernde Wirkung haben, ergaben Studien mit Vegetariern, die eine signifikante Widerstandskraft gegen Krebs zeigten. Die sekundären Pflanzenstoffe verstehen es, uns auf unterschiedliche Weise vor Krebs zu schützen. Während die einen die krebsauslösenden Substanzen abblocken, zeigen andere ihre schützende Wirkung direkt im Erbgut unserer Zellen.

Der im Kapitel »Praktische Anwendungen von A–Z« vorgestellte Anti-krebs-Drink (Seite 69) ist zur Krebsprophylaxe und -behandlung hervorragend geeignet. Er enthält außer Weizengrassaft Rote-Bete-Saft, der in der Naturheilkunde zur Behandlung von Krebskrankheiten als unentbehrliches Heilmittel angesehen wird. In diesem Saft befinden sich die wirksamen Anthocyane, die sich in der Krebsbekämpfung seit langem bewährt haben. Durch eine vollwertige, natürliche Ernährung können Sie ein Übriges tun, um Tumorbildung zu vermeiden oder zu bekämpfen. Die Krebsforscher empfehlen, täglich etwa 500 Gramm Rohkost zu verzehren. Obst und Gemüse enthalten um so mehr Schutzstoffe, je reifer sie geerntet werden.

Schutz vor Gefäßerkrankungen und Herzinfarkt, Verhütung von Cholesterinablagerungen

Untersuchungen holländischer Wissenschaftler haben aufgedeckt, daß die sekundären Pflanzenstoffe nicht nur die Krebsentwicklung hemmen, sondern auch gefäßschützend wirken und einem Herzinfarkt vorbeugen. Der grüne Weizengrassaft ist reich an Substanzen, welche die Zersetzung von Lipoproteinen, wesentliche Bestandteile der Blutgefäßwände, verhüten. Sie wirken der Verengung der Blutgefäße entgegen und verhindern die Bildung von Cholesterinablagerungen.

Sekundäre Pflanzenstoffe haben nicht nur eine positive Wirkung als Krebsprophylaxe und auf die Krebshemmung, sie wirken auch gefäßschützend und können einem Herzinfarkt vorbeugen

Chlorophyll, die grüne Arznei

Ein weiterer heilender Bestandteil des Weizengrases ist das Chlorophyll. Diese Bezeichnung ist aus zwei griechischen Wörtern zusammengesetzt: *chloros* heißt grünlich-gelb und *phylloron* bedeutet Blatt. Anfang unseres Jahrhunderts hatten sich zwei deutsche Chemiker und Nobelpreisträger, Hans Fischer und Richard Willstätter, um die Erforschung des Chlorophylls verdient gemacht. Willstätters Interesse galt der Frage, welcher Stoff den Stengeln und Blättern der Pflanzen die grüne Farbe verleiht. Als es ihm glückte, den grünen Farbstoff zu isolieren, stellte er fest, daß dieser aus zweierlei Komponenten besteht: aus drei Teilen blaugrünem und einem Teil gelbgrünem Chlorophyll. Fischer gelang es, die chemische Verwandtschaft der beiden Farbstoffe mit dem roten Blutfarbstoff Hämin nachzuweisen, der an Protein gebunden als Hämoglobin in unseren roten Blutkörperchen enthalten ist. Der Unterschied zwischen der molekularen Struktur des Chlorophylls und der des Hämins besteht darin, daß das Chlorophyllmolekül ein Zentralatom aus Magnesium enthält und das Häminmolekül ein Zentralatom aus dreiwertigem Eisen. Doch unbestritten zeigen die beiden Moleküle eine enge Verwandtschaft, was den Naturwissenschaftler zu der Annahme führte, das Chlorophyll müsse blutbildende und demnach heilende Eigenschaften besitzen. Als es gelang, Chlorophyll synthetisch herzustellen, führten amerikanische Wissenschaftler eine großangelegte Versuchsreihe durch und legten zahlreiche Berichte vor über frapierende Heilungen durch Chlorophyll bei über zwölfhundert verschiedenartigen Krankheiten. Die grüne Arznei erwies ihre Heilkraft bei Erkrankungen des Bewegungsapparats wie Arthrose und Arthritis, bei schweren Hauterkrankungen wie Psoriasis und Dermatitis, bei Nasenhöhleneiterung, Bauchfellentzündung, Magengeschwür, Arteriosklerose und seelischer Depression. Es zeigte sich jedoch ein Nachteil: In größeren Mengen verabreicht, erwies sich der synthetische Wirkstoff als toxisch für das Knochenmark. Wurde jedoch Chlorophyll in seiner natürlichen Form durch reichlichen Verzehr von Grüngemüse aufgenommen, traten keine Nebenwirkungen auf.

Bei offenen Wunden und Geschwüren machten sich früher die Indianer die Heilwirkung zu Brei zerstampfter grüner Pflanzen zunutze, bevor die Zivilisation ihnen die Antibiotika brachte. Diese Methode wen-

Bei dem biologischen Wirkstoff Chlorophyll verhält es sich ähnlich wie bei anderen Naturarzneien. Er entfaltet seine volle Heilkraft ohne jegliche Nebenwirkungen, wenn er in seiner natürlichen Form – durch Verwendung der Pflanze oder ihres Safts – aufgenommen wird. Synthetisch hergestellt, zeigt er toxische Wirkung auf den Organismus

Chlorophyll, die grüne Arznei

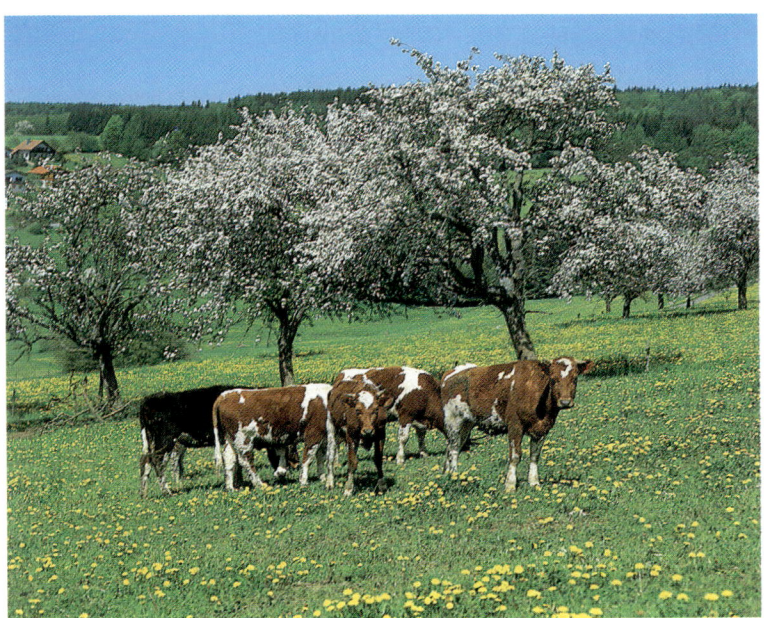

den heute noch viele Naturvölker an; sie schätzen instinktiv die heilende und schützende Wirkung der grünen Arznei.

Als Chemiker die Wirkung wasserlöslicher Chlorophyllpräparate auf Kulturen verschiedener pathogener Bakterien studierten, kamen sie zu dem Ergebnis, daß der positive Einfluß des Chlorophylls auf unseren Organismus weniger auf der Vernichtung von Bakterien beruht als auf seiner Schutzwirkung vor Krankheitserregern. Die antibakterielle Wirkung bildet die Basis für die Heilkraft des Weizengrases. Es wirkt durch seinen hohen Chlorophyllgehalt – Weizengrassaft besteht zu fast drei Vierteln aus Chlorophyll – nicht nur regenerierend, sondern schützt gleichzeitig den Organismus vor Krankheitserregern.

Der Grund, weshalb Weidetiere wie Rinder, Schafe, Ziegen, Pferde, Antilopen, Gazellen, Giraffen und Elefanten vor Krankheiten weitaus besser geschützt sind als Menschen, liegt eindeutig darin, daß diese Tiere vorwiegend von frischen Gräsern leben. Wir Menschen hingegen leiden an zahllosen ernährungsbedingten Krankheiten, da wir vielfach nährwertarme Industrieprodukte und durch Erhitzen zerstörte Lebensmittel der lebendigen, frischen Pflanzenkost vorziehen.

Zerstampftes Weizengras auf eine frische Wunde gelegt, verhindert durch die antibakterielle Wirkung des Chlorophylls Entzündungen und Eiterbildung

Archaische Kraft der Mineralsalze und Spurenelemente

Mineralien und Spuren-
elemente haben die
verschiedensten Funk-
tionen in unserem
Körper. Die gesamten
Stoffwechselabläufe
unseres Organismus
sind von ihnen ab-
hängig. Sie sind unent-
behrliche Helfer bei
Entgiftungsprozessen
und Enzymaktivitäten,
und sie unterstützen
den laufend stattfinden-
den Abbau abgestorbe-
ner Zellen und helfen
beim Aufbau von neuen

Alles Leben nahm seinen Ursprung im Meer, und wir verdanken unsere Lebensfähigkeit außerhalb der Ozeane dem Meer, das wir in uns tragen. Alle Flüssigkeiten in unserem Körper schmecken so salzig wie das Meer und sind genauso reich an Mineralien und Spurenelementen. Zum perfekten Funktionieren unseres Nervensystems, unserer Organe und Muskeln sind sie ebenso unentbehrlich wie für unsere Gehirntätigkeit und unser seelisches Wohlbefinden. Weizenkeime und Weizengras bilden ein Gespann, das mit großem Reichtum an Mineralien und Spurenelementen gesegnet ist. Hier sind einige der wichtigsten Aufgaben der Mineralsalze aufgezeigt.

Einwandfreie Nervenreaktionen durch Kalzium

Die Funktion unserer Nerven hängt bedeutend vom Kalziumgehalt in Blut und Gewebe ab. Kalzium spielt ferner eine große Rolle bei Stoffwechselprozessen, bei der Muskeltätigkeit und der Balance des Wasser- und Elektrolythaushalts. Das Mineral steht in enger Korrelation mit Phosphor und Vitamin D. Vitamin D fördert die Aufnahme von Kalzium und Phosphor aus dem Darm und steuert unter Mithilfe des Parathormons der Nebenschilddrüse den Einbau der Mineralien in die Knochen und Zähne. Mit einem bis eineinhalb Kilogramm ist das Mineral unentbehrlicher Bestandteil unseres Organismus. Der Großteil des Kalziums lagert, gebunden an Phosphor, in unserem Stützgewebe und in den Zähnen.

Kalium bestimmt den Rhythmus des Herzens

Während der weitaus größte Teil des im Körper vorhandenen Kaliums im Innern unserer Körperzellen vorkommt, befindet sich sein Gegenspieler, das Natrium, vorwiegend außerhalb der Zellen. Diese sinnvolle Verteilung schafft die Voraussetzung für die neuromuskuläre Reizbarkeit und Muskelkontraktion des Herzens (wie auch aller anderen Muskeln des Körpers). Der Organismus braucht ein ausgeglichenes Kalium-Natrium-Verhältnis. Sinkt der Kaliumgehalt im Blut, steigt der des Natriums. Dieses Mißverhältnis kann sowohl durch mangelhafte Ernährung als auch durch großen Alltagsstreß verursacht werden.

Archaische Kraft der Mineralsalze und Spurenelemente

Natrium sorgt für die Säure-Basen-Bilanz

Sinkt der pH-Wert im Organismus, scheiden die Nieren Chlor aus, während bei Erhöhung Natrium ausgeschieden wird. Die notwendigen Hormone, die diesen Vorgang steuern, werden in den Nebennieren produziert. Wie oben erwähnt, hat Natrium als Gegenspieler des Kaliums Einfluß auf die Muskelreizbarkeit und -kontraktion. Außerdem beteiligt es sich an der Regulierung des Wasserhaushalts und des osmotischen Drucks der Zellflüssigkeit.

Phosphor steuert die Gehirntätigkeit

Dem Mineral kommt große Bedeutung bei der Gehirn- und Nerventätigkeit zu. Es ist ein Baustein der Nukleinsäure und hilft beim Aufbau der Zellmembranen. Somit enthalten alle unsere Zellen Phosphor. Phosphor steht nach Kalzium an zweiter Stelle der Mineralien in unserem Organismus. Der größte Teil ist in Knochen und Zähnen eingelagert, denen Phosphor zusammen mit Kalzium als Baumaterial dient. Die Resorption von Phosphor wird, wie die von Kalzium, durch Vitamin D begünstigt. Darüber hinaus hat das Mineral noch mannigfache Aufgaben zu erfüllen, vor allem läuft der Prozeß der Energiegewinnung und -transformation in Abhängigkeit vom Phosphor ab.

Innere Harmonie und Ruhe durch Magnesium

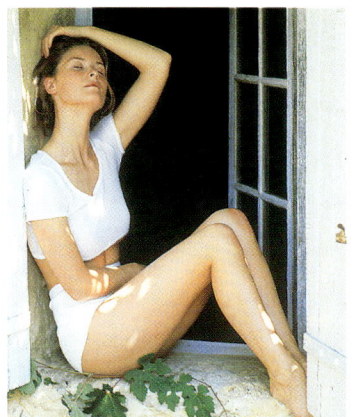

Dem Mineral verdanken wir eine ausgleichende, beruhigende Wirkung auf das vegetative Nervensystem. Außerdem spielt Magnesium, ebenso wie Kalium, im interzellulären Stoffwechselgeschehen eine große Rolle. Es unterstützt die Regulierung der Permeabilität (Durchlässigkeit) unserer Zellwände, es steuert den Elektrolythaushalt und hat Anteil an der Eiweißsynthese und am Kohlenhydratstoffwechsel. Die Resorption von Magnesium wird durch hohen Alkoholkonsum und durch Mangel an Vitamin B_1 und B_6 bedeutend eingeschränkt. Die scheinbar beruhigende Wirkung des Alkohols hat also einen kräftigen Pferdefuß!

Eisen bildet die rote Farbe des Hämoglobins

Der größte Anteil des Eisens im menschlichen Körper dient der Bildung dieses Farbstoffs der roten Blutkörperchen. Das Spurenelement ist sowohl wichtiger Bestandteil des Hämoglobins als auch zweier Eiweißmoleküle, deren wesentlichste biologische Aufgabe der Sauerstoff- und Kohlendioxidtransport im Blut ist. Weiterhin wird Eisen für Transportfunktionen im Stoffwechsel und zur Bildung eisenhaltiger Enzyme benötigt. Einige dieser Enzyme sind Partner bei Entgiftungsvorgängen, andere unterstützen durch ihre Mithilfe unser Immunsystem bei seiner Abwehrarbeit. Bei gleichzeitiger Anwesenheit von Vitamin C nimmt der Körper die Eisenmoleküle aus pflanzlichen Lebensmitteln besonders gut auf. Diese Bedingung erfüllt das Weizenkeim-Weizengras-Frühstück (Seite 76) in hervorragender Weise.

Kobalt unterstützt die Bildung roter Blutkörperchen

Kobalt unterstützt wesentlich die Bildung von roten Blutkörperchen sowie die Synthese von Eiweiß in unserem Körper, und es steigert die Aktivitäten zahlreicher Enzyme. Das Vitamin B$_{12}$ ist das einzige Vitamin, das in seinem Molekül ein Spurenelement enthält, nämlich Kobalt

Kobalt ist das einzige Spurenelement, das im Molekül eines Vitamins, dem Cobalamin = B$_{12}$, enthalten ist, womit sich seine Wichtigkeit für den Organismus erweist. Das Spurenelement, das in Weizenkeimen vorhanden ist, spielt in dieser Verbindung auch bei der Jodverwertung in der Schilddrüse eine wichtige Rolle. Es unterstützt außerdem den Aufbau von Eiweiß in unserem Körper und aktiviert zahlreiche Enzyme.

Jod steuert geistige Entwicklung, Wachstum und Fettabbau

Diese Vorgänge finden in Zusammenarbeit mit Trijodthyronin, Thyroxin und weiteren Schilddrüsen- und Nebenschilddrüsenhormonen statt. Das Spurenelement ist als Bestandteil dieser Hormone zum größten Teil in der Schilddrüse lokalisiert. Unter Assistenz von Jod hilft der Eiweißbaustein Tyrosin der Schilddrüse, ihre Hormone zu erzeugen. Spezielle Hormone der Schilddrüse sind für den Fettabbau mitverantwortlich, demzufolge also auch für eine schlanke Figur. Jod kann der Organismus nur verwerten, wenn ausreichend Vitamin A zur Verfügung steht. Die heute häufig auftretenden Schilddrüsenprobleme beruhen daher eher auf Vitamin-A- als auf Jodmangel.

Kupfer unterstützt das Immunsystem

In den meisten Abwehrzellen ist Kupfer enthalten. Es hat an deren Aufgabe im Immunsystem einen wesentlichen Anteil. Im menschlichen Körper liegt das Element in Enzymkomplexen gebunden vor. Einige der kupferhaltigen Enzyme fungieren als Fänger freier Radikale; sie beseitigen die im Körper gebildeten Oxidationsprodukte. Ferner entwickelt sich unsere Haut- und Haarfarbe in Abhängigkeit von Kupfer.

Aromastoffe regeln Appetit und Sättigung

Schwefel begünstigt Haut- und Stoffwechselprozesse
Aus diesem Grund wird den Schwefel-Kurbädern eine gute Heilwirkung zugesprochen. Im Organismus befindet sich das Element im Zellinnern des Haut- und Knorpelgewebes. Es ist außerdem wesentlich für eine intakte Darmflora, für die Entgiftungsprozesse in der Leber sowie für die Bildung von Körpergewebe.

Selen schützt den Organismus vor Zellgiften
Selen kompensiert die giftige Wirkung von Kadmium, Blei, Quecksilber, Silber und Thallium. Da das Element in und an den Zellwänden als hochaktives Antioxidans wirkt, kann es der Krebsentwicklung vorbeugen. Außerdem unterstützt Selen das Vitamin E, indem es dessen Transport in die Zellen fördert und somit Schäden an unserem Erbgut verhütet.

Zink, eine wichtige Komponente des Insulins
Die Mitwirkung von Zink befähigt das Insulin, den Energieerzeuger Glukose in die Zellen zu transportieren. Das Element unterstützt ferner den Protein- und Kohlenhydratstoffwechsel und greift regelnd in den Säure- und Basenhaushalt ein.

Aromastoffe regeln Appetit und Sättigung

Ätherische Öle, vielfach als die Seele der Pflanzen angesehen, verleihen diesen ihren individuellen Duft und Geschmack. Durch manche Aromastoffe werden Insekten zur Bestäubung angelockt, andere schlagen Freßfeinde in die Flucht. Was also für die einen anziehend wirkt, ist für die anderen ein Ärgernis.
Auch der Mensch kann bei den meisten Pflanzen und Früchten die Aromastoffe riechen und schmecken. Durch ihren positiven Reiz auf die Geschmacks- und Geruchsnerven bewirken sie, daß wir die Speisen mit Genuß essen. Frische Pflanzenteile enthalten noch alle ihre Aromastoffe, durch Erhitzen verflüchtigen sie sich jedoch weitgehend. Frischkost, angereichert mit Weizengras und Weizenkeimen, vermag das Sättigungsgefühl zu regulieren. Deshalb sollte zu oder besser noch vor jeder erhitzten Speise eine Portion Rohkost gegessen werden. Menschen, die vorwiegend Kochkost verzehren oder Liebhaber von Junk

food sind, das heißt von industriell hergestellter und daher denaturierter Nahrung, müssen mehr essen, bis das Sättigungsgefühl eintritt.

Wie kommt das Gefühl, satt zu sein, zustande? Während des Verzehrs von Frischkost werden die ätherischen Öle bereits von der Mundschleimhaut aufgenommen und wirken augenblicklich über ausgesandte Botenstoffe in beruhigender Form auf die Nervenzentren. Diese lösen Signale aus, die über das vegetative Nervensystem zum Hypothalamus gelangen. Der Hypothalamus ist eine Drüse in unserem Gehirn, die als Kommandozentrale fungiert. Von dort aus wird über ein komplexes Regelsystem entschieden, ob die eingetroffenen Signale ausreichen, um uns das erwünschte Sättigungsgefühl zu vermitteln. Übergewichtige Menschen tendieren in ihrer Ernährung zumeist mehr zu Kochkost. Der Mangel an Rohkost ist demzufolge mit einem Mangel an Aromastoffen verbunden, einer der Gründe, die Korpulenz begünstigen. Ein Cocktail aus Weizenkeim- und Weizengrassaft vor jeder Mahlzeit, die aus erhitzten Nahrungsmitteln besteht, kann nicht nur die Gewichtszunahme verhindern, er ist auch hervorragend dazu geeignet, überschüssige Pfunde abzubauen.

Ein Cocktail aus Weizenkeim- und Weizengrassaft, den Sie täglich mit verschiedenen Frucht- oder Gemüsesäften mixen können, um die Geschmackssensoren mit wechselnden Aromastoffen zu reizen, vermittelt frühzeitig das Sättigungsgefühl und verhilft daher zu einer schlanken Figur

Faserstoffe regen die Darmtätigkeit an und gleichen den Blutzuckerspiegel aus

Der Begriff Ballaststoffe ist heute durch den weitaus korrekteren Begriff Faserstoffe ersetzt worden. Unter Ballast verstehen wir im allgemeinen wertloses, überflüssiges Zeug, das wir loswerden wollen. Faserstoffe sind jedoch keineswegs wertlos und überflüssig, denn sie erfüllen wichtige Aufgaben.

Wird zum Beispiel ein Sack Weizenkörner zu weißem Mehl vermahlen, so bleibt Kleie zurück, die bislang unzutreffenderweise als Ballaststoff bezeichnet wurde. Sie enthält jedoch die vitalstoffreichsten Bestandteile der Weizenkörner: die besonders Vitamin-B-haltigen Randschichten und Keimanlagen, lebenswichtige Mineralstoffe und Spurenelemente, Enzyme und weitere Vitamine. Auf alle diese wertvollen biologischen Wirkstoffe verzichten wir, wenn wir Weißmehlprodukte bevorzugen. Kleie »ballastet« unseren Organismus also nicht, sondern versorgt ihn mit wertvollen Nährstoffen. Die Faserstoffe der Weizenkeime und des Weizengrases sowie weitere Vitalstoffe, die sich im Speisebrei befinden, stimulieren die in den Darmwänden gelegenen Zellen des vegetativen Nervensystems, wodurch die Darmfunktion in Gang gesetzt wird. Eine weitere Aufgabe der Faserstoffe besteht darin, die Resorptionsgeschwindigkeit von Zuckerstoffen herabzusetzen, was einen übermäßigen Anstieg der Blutzuckerkurve nach einer kohlenhydrathaltigen Mahlzeit verhindert. Sie sehen, daß man Faserstoffe aufgrund ihrer mannigfachen positiven Eigenschaften nicht einfach als simplen Ballast bezeichnen kann.

Cholin – Schutzstoff für Leber und Nerven

Cholin ist ein weiterer lebenswichtiger biologischer Wirkstoff, der in Weizenkeim und Weizengras reichlich enthalten ist. Er wird im Darm durch spezielle Enzyme freigesetzt und gelangt über die Blutbahn zur Leber, die den Biostoff zur Lecithinbildung benötigt. Cholin wird als Leberschutzstoff bezeichnet, denn der Wirkstoff sorgt als Komponente einer Schutzhülle, die Triglyzeride (Fette) gefangenhält, für den geregelten Fetttransport im Blut. Auf diese Weise schützt Cholin die Leber vor der Überflutung von Triglyzeriden, was eine alsbaldige Leberverfettung zur Folge hätte. Weiterhin unterstützt Cholin unser Nervengewebe bei der Herstellung eines Botenstoffes, des Neurotransmitters Acetylcholin, und agiert somit als wichtiges Element in der Erregungsleitung, die unsere Konzentration und die Gedächtnisleistung steuert.

Auf Cholin ist unter anderem unser Nervengewebe angewiesen. Es wird zur Herstellung des Neurotransmitters Acetylcholin benötigt. So erweist sich Cholin als ein unentbehrliches Element für die Funktion der Erregungsleitung, von der unsere Konzentration und die Gedächtnisleistung abhängen

Die Heilkraft der Keimlinge – seit fünftausend Jahren in China bekannt

In der chinesischen Medizin spielten Keimlinge schon dreitausend Jahre vor unserer Zeitrechnung eine große Rolle. Kaiser Sheng Nung, der als der Vater der Landwirtschaft und der Medizin galt, wies in seinem Werk über den Einfluß der Nutz- und Heilpflanzen auf das menschliche System die außerordentliche Heilwirkung von Keimlingen auf. Er entdeckte ihre entschlackende und entgiftende Wirkung sowie ihre Fähigkeit, den Organismus selbst bei schwersten Erkrankungen zu revitalisieren. In der westlichen Hemisphäre wurde die Richtigkeit der Darlegung des heilkundigen Kaisers erst im 20. Jahrhundert nachgewiesen. Die Ernährungswissenschaft begann sich vor wenigen Jahrzehnten für die Inhaltsstoffe von Keimlingen zu interessieren und sie auf ihre Bedeutung und Auswirkung auf den menschlichen Organismus zu untersuchen. Führende Wissenschaftler konnten die Aussagen Kaiser Sheng Nungs voll und ganz bestätigen. Wegweisend waren hier vor allem Ernährungsforscher in den USA; Ann Wigmore hob insbesondere den hohen Nährwert und die außergewöhnliche Heilkraft der Weizenkeimlinge hervor. Das Werk des ernährungswissenschaftlich interessierten Kaisers behielt übrigens über Jahrhunderte hinweg seine Gültigkeit.

Weizenkeime – kleine Vitalstoffabriken zur Wiedergewinnung und Erhaltung der Gesundheit

Keimlinge, diese winzigen Vitalstoffproduzenten enthalten in hohem Maß biologische Wirkstoffe und sind daher für unsere Ernährung von großer Bedeutung. Diese Tatsache haben asiatische Völker schon vor Jahrtausenden entdeckt und genutzt

Der Weizen birgt im Korn seine ganze Lebensenergie, um sein Fortbestehen zu sichern. Deshalb hat diese Gabe der Natur, aus der neues Leben entstehen kann, auch die besondere Fähigkeit, Leben zu erhalten und Störungen im Organismus zu beheben. Weizenkeimlinge sind durch ihren hohen Gehalt an biologischen Wirkstoffen eine enorme Kraftquelle für den Organismus. Die gewaltige Enzymproduktion, die der Keimungsprozeß in den kleinen Körnern auslöst, bewirkt in unserem Stoffwechselgeschehen eine erhöhte Enzymtätigkeit, die hervorragend zur Regeneration aller Gewebe beiträgt. Durch den Keimvorgang steigt der Vitamingehalt innerhalb von zwei bis drei Tagen explosionsartig an. Es kommt zur Entwicklung von Vitamin B_{12}, das sich im Lauf des Keimungsprozesses noch vermehrt. Außerdem sind Weizenkeime besonders reich an mehrfach ungesättigten Fettsäuren. Die Vitalstoffe des Weizenkeims können vom Organismus ausgezeichnet verwertet werden, da das Getreide durch die Keimung bereits aufgeschlossen ist.

Anstieg der Inhaltsstoffe im Weizenkeim in Prozenten							
Kal	Ca	P	A(µg)	E	B_1	B_2	Protein
837	69	1100	160	12	2,0	0,72	26,6
+66	+57	+170	+128	+650	+300	+414	+133

Alle diese biologischen Wirkstoffe sind beispielsweise im Weizengras-Weizenkeim-Frühstück (siehe »Heilende Nahrung mit Weizenkeimen und Weizengras«, Seite 76) in nativer, das heißt voll reaktionsfähiger

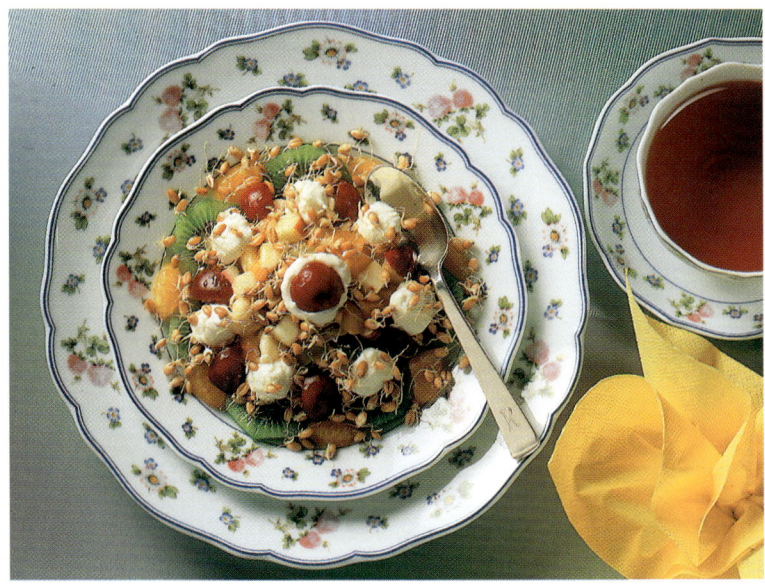

Weizenkeim-Weizen-gras-Frühstück

Form enthalten, so daß diese Speise eine hervorragend physiologische Wirkung zeigt. Weizenkeime haben entscheidenden Einfluß auf die Revitalisierung der entgleisten Stoffwechsellage, welche die Grundlage aller ernährungsbedingten Krankheiten darstellt (siehe »Optimaler Stoffwechsel durch optimale Ernährung«, Seite 45).
Ann Wigmore hatte sich in ihren jungen Jahren durch Eigenbehandlung mit Keimlingen und Grassaft von einer schweren Krankheit selbst befreit. Seither führt sie in Boston, USA, das Hippokrates-Health-Institut zum Wohl schwerkranker Menschen. Durch Weizenkeime und Weizengrassäfte erzielt sie seit Jahrzehnten beachtliche Heilerfolge bei Zivilisationskrankheiten, insbesondere bei Krebs, Arteriosklerose, Diabetes, multipler Sklerose sowie Herz- und Kreislauferkrankungen. Nachfolgend ein Beispiel, was ein einziges Weizenkeimgericht pro Tag bewirken kann.

Physiologische Wirkung der Weizenkeime
Der Ernährungswissenschaftler Dr. W. Kollath hat die folgenden physiologischen Wirkungen bezüglich eines Frühstücks mit geschroteten, eingeweichten Weizenkörnern aufgelistet. Doch was für ein Gericht

mit fermentiertem Weizen gilt, gilt für das Weizenkeim-Weizengras-Frühstück um ein Vielfaches.

- **Lange anhaltendes Sättigungsgefühl** ist als erstes zu erwähnen; es hält bis zu fünf Stunden vor, ohne den Magen zu belasten. Trotz langer Pause zwischen Frühstück und Mittagessen wird man nie nervös überhungert sein.
- **Stuhlverstopfung** mit all ihren gesundheitsschädlichen Folgen der Selbstvergiftung verschwindet rasch, und bei ständigem Verzehr setzt eine geregelte Darmtätigkeit ein. Das trifft auch für Menschen mit sitzender Lebensweise zu.
- **Müdigkeitserscheinungen,** die meist Folge der Autointoxikation sind, verschwinden sehr schnell, ebenso Erschöpfungszustände.
- **Steigerung der geistigen und körperlichen Leistungsfähigkeit** bei allen, bei Kindern ebenso wie bei älteren Menschen.
- **Wiedergewinnung von Spannkraft und Frische.** Die innere Ordnung, in die der Organismus gelangt, macht sich durch seelische Ausgeglichenheit und allgemeines Wohlbefinden bemerkbar.
- **Heiterkeit und Zufriedenheit** lassen das Verlangen nach Genußmitteln verschwinden.
- **Die Konzentrationskraft** nimmt in großem Maß zu, was besonders bei Geistesarbeitern, Studierenden und Schulkindern die Leistung steigert.
- **Übermäßige Anstrengungen,** wie sie von Schwerarbeitern, Sportlern und Kraftfahrern verlangt werden, lassen sich leichter bewältigen.
- **Die Blutbildung wird gefördert.** Durch Vermehrung des Unterhautzellgewebes stellt sich eine Straffung und verbesserte Durchblutung der Haut ein.
- **Der Teint wird glatt, rosig und rein.** Ekzeme, Flechten und Furunkel heilen.
- **Das Haar wird voll und duftig,** und in manchen Fällen wächst es nach dem Ergrauen wieder in der ursprünglichen Farbe nach.
- **Die Nägel glänzen,** Wachstumsstörungen und Brüchigkeit werden behoben.
- **Gesunde Schwangerschaft,** gesunde Zahn- und Knochenanlage des Embryos.
- **Milchbildung bei stillenden Müttern** wird gefördert, und da die Wirkstoffe auf den Säugling übergehen, hat auch dieser in der entscheidendsten Phase seines Lebens gesundheitliche Vorteile.

Weizenkeime – kleine Vitalstoffabriken

- **Gute, gesunde Entwicklung der Kinder** ohne die üblichen Kinderkrankheiten.
- **Regeneration von Gewebe.** Schnellere Heilung bei Knochenbrüchen, Verletzungen und Operationswunden.
- **Alle Zivilisations- und Abnutzungskrankheiten** werden weitgehend verhütet, und ihre Heilung wird günstig beeinflußt: Stoffwechselkrankheiten, Herz- und Kreislaufschäden, Magen-, Darm-, Gallen- und Leberbeschwerden, rheumatische Krankheiten, Drüsenstörungen, besonders Schilddrüsenerkrankungen, Nervosität, Hypertonie.

Kapitel 3

Die heilenden Biostoffe des Weizenkeims

D a Sie nun in den vorhergehenden Kapiteln bereits einige der wunderbaren Wirkungen der Weizenkeime auf den Organismus kennengelernt haben, sind Sie sicher neugierig, was es mit den segensreichen Heilern im Weizenkeim, seinen biologischen Wirkstoffen, auf sich hat, wie sie funktionieren und was sie in unserem Körper auslösen. Der Reichtum der Weizenkeime an Enzymen, B-Vitaminen, Vitamin E, Linolsäure und Phytohormonen ist besonders hervorzuheben. Diese Biostoffe wirken in unserem Organismus harmonisch mit denen des Weizengrases zusammen und dienen der Wiederherstellung und Bewahrung unserer Gesundheit.

Enzyme – Vitalstoffe von »größter Wichtigkeit«

Die im Weizenkeim enthaltenen Aminosäuren ergeben ein vollständiges Protein. Aus diesem Grund bieten Weizenkeime eine reiche Eiweißquelle in der vegetarischen Ernährung

Wie wir wissen, ist die wissenschaftliche Bezeichnung für Eiweißprotein. Der Begriff leitet sich von dem griechischen Wort *proteuo* ab, was »von größter Wichtigkeit« bedeutet. Während Sie dieses Buch lesen, arbeiten in Ihrem Körper die verschiedenartigsten Enzyme in einem unglaublichen Tempo daran, Sie in einen neuen Menschen zu verwandeln. Zeit Ihres Lebens sind Tausende von Enzymen in einer komplexen Verflechtung von Arbeitsgängen ununterbrochen damit beschäftigt, in Ihrem Körper all das um- und abzubauen, zu verwandeln und zu erneuern, was Ihr Weiterleben gewährleistet. In diesem soeben vergangenen Zeitraum sind Millionen Ihrer Körperzellen abgestorben, von den emsigen Enzymen zerlegt und abtransportiert und durch Millionen neu geschaffener Zellen ersetzt worden. Diese fleißigen Arbeiter bestehen aus einer Kette von Aminosäuren, einfachen Bausteinen der Proteine. Vor etwa vierzig Jahren haben Wissenschaft-

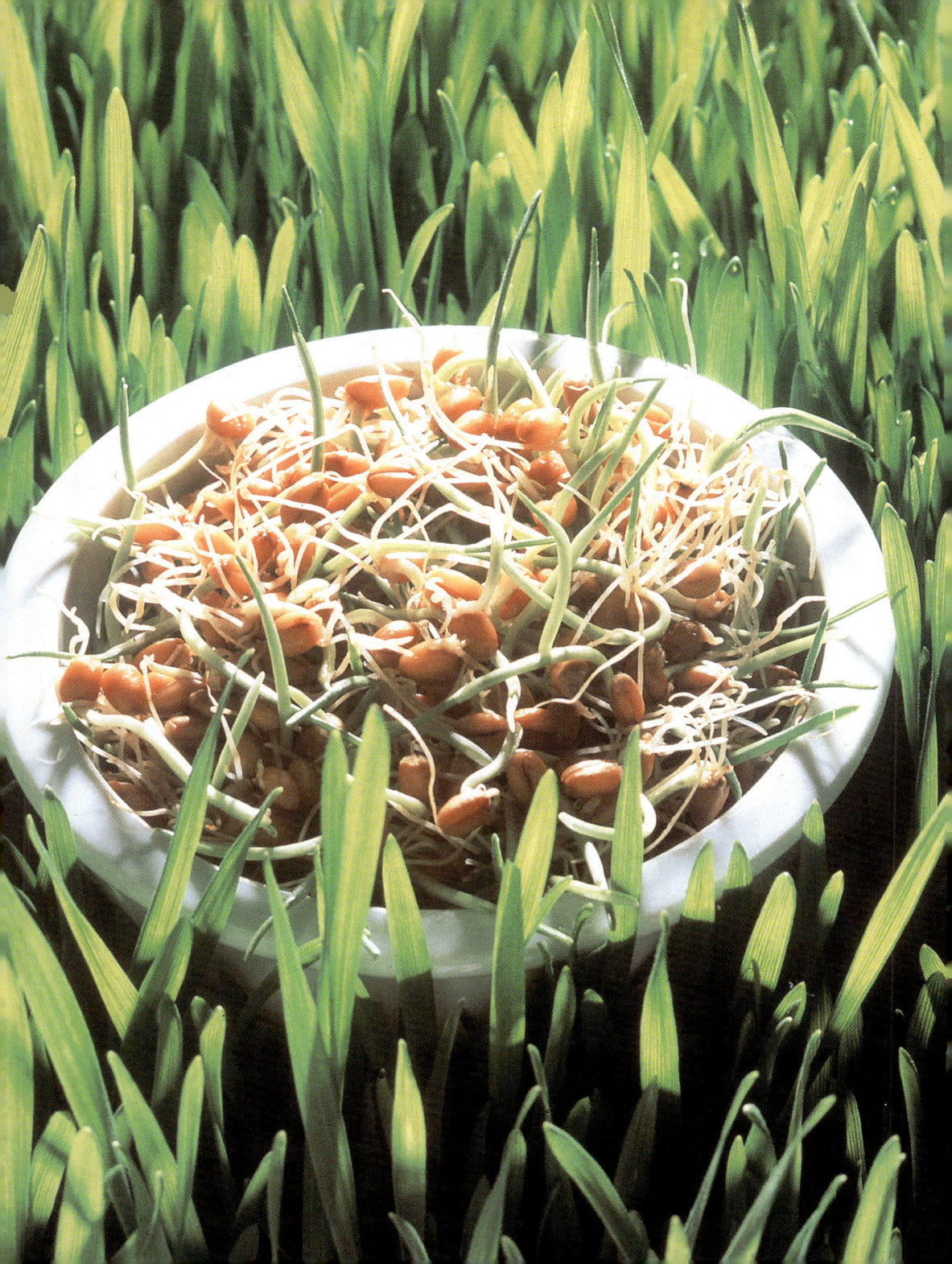

Die heilenden Biostoffe des Weizenkeims

ler dank immer feinerer Analysetechnik herausgefunden, daß Enzyme aus zweiundzwanzig verschiedenen Aminosäuren aufgebaut sind, die aus Kohlenstoff, Wasserstoff, Sauerstoff und Stickstoff bestehen. Diese Eiweißbausteine werden im Organismus durch äußerst komplexe Prozesse in einer ganz bestimmten Reihenfolge aneinandergefügt. Ihre große Anzahl an verschiedenen Bausteinen ermöglicht die unterschiedlichsten Aneinanderkettungen, wodurch unzählige Enzyme mit ganz spezifischen Eigenschaften entstehen. Unser Organismus ist in der Lage, die meisten Aminosäuren selbst herzustellen, doch acht von ihnen, die sogenannten essentiellen Aminosäuren, müssen wir mit der Nahrung aufnehmen. Weizenkeime enthalten komplette Proteine und können daher beispielsweise in der vegetarischen Ernährung den Eiweißbedarf sichern.

Enzyme betätigen sich als Baumeister der DNS

Enzyme sind großmolekulare, komplex strukturierte Eiweißkörper. Sie begegnen uns als Vitamine und Hormone, die zusammen mit anderen Vitalstoffen in ständiger Wechselbeziehung stehen. Daß zum Beispiel die Verdauungsvorgänge mit Hilfe von Enzymen ablaufen, dürfte jedermann bekannt sein

Enzyme haben auch wichtige Aufgaben als Strukturelemente zu erfüllen, vor allem bei ihrem speziellen Einsatz an der DNS (Desoxyribonukleinsäure). Sie ist Informationsträgerin aller unserer Erbanlagen und befindet sich im Kern jeder Körperzelle (außer in den Erythrozyten, den roten Blutkörperchen, die keinen Zellkern besitzen). Spezialisten unter den Enzymen stellen eine Übertragung der DNS her, die sogenannte Boten-RNS, und »beauftragen« eine weitere Klasse von Enzymen, sie durch die Zellkernhülle in das Zellplasma zu transportieren. Dort vermittelt wiederum eine andere Spezialeinheit von Enzymen die Nachricht der Boten-RNS den Ribosomen der Zelle. Das sind kleine Eiweißfabriken, die eine neue Kette von Aminosäuren aufbauen, welche die Botschaft der RNS enthält. Diese Kette faltet sich zu einem neuen Protein zusammen.

Enzyme dienen als Transportfahrzeuge

Im Blut dienen Enzyme regelrecht als Transportfahrzeuge für Vitalstoffe wie Vitamine, Mineralstoffe, Spurenelemente und Fettsäuren. Als Transporteuren kommt ihnen die Aufgabe zu, alle biologischen Wirkstoffe an den Ort ihres Bedarfs zu bringen. Enzyme sind außerdem für den osmotischen Druck im Körper wichtig, der dafür sorgt, daß Vitalstoffe gezielt durch die Zellmembranen geschleust werden. Dabei fungieren Enzyme als eine Art Kanal in der Zellmembran zum Einschleusen von Nährstoffen in die Zelle.

Enzyme wirken als Blutungshemmer, Antikörper und Verdauungshilfe

Darüber hinaus kümmern sich Enzyme um die Blutgerinnung, beteiligen sich als Antikörper an der Immunabwehr und an allen Verdauungsvorgängen. Daß letztere mit Hilfe von Enzymen ablaufen, dürfte jedermann bekannt sein; spätestens dann, wenn der Arzt bei Störungen Enzympräparate verschreibt.

Enzyme für die schlanke Figur

Eine große Anzahl von Enzymen steuert lipolytische (fettabbauende) Prozesse in unserem Organismus. Der Grund, weshalb Menschen, die viel Rohkost essen, so schlank sind, liegt darin, daß sie die Enzyme in nativer, das heißt lebendiger, natürlicher Form aufnehmen, in der sie die größte Wirkung erzielen. Da Eiweiß bei 42 °C gerinnt, sind die Enzyme in erhitzter Nahrung denaturiert. Täglich reichlich Frischkost: Obst und Rohkostsalate sowie vor jeder warmen Mahlzeit ein Weizenkeim-Weizengras-Getränk sind der beste Garant für eine schlanke Figur.

Weitere Aufgaben erfüllen Enzyme an den Zellmembranen. Sie bilden sogenannte Rezeptoren, »Informationsfänger«, und dienen mit Hilfe von Neurotransmittern zur Kommunikation der Zellen untereinander

Weizenkeime sind eine bedeutende Eiweißquelle

Falls Sie Vegetarier sind oder eine Weile vegetarisch leben möchten, um Eiweißspeicher abzubauen (siehe »Hyperazidität«, Seite 68), liefern Ihnen selbstgezogene Weizenkeime wertvolle native Enzyme. Beim Verzehr von frischen Weizenkeimen nehmen Sie die Proteine in ihrer natürlichen, voll reaktionsfähigen Form auf. Sojaprodukte, die ebenfalls einen hohen Eiweißgehalt haben, werden dagegen industriell hergestellt. Das darin enthaltene Eiweiß ist denaturiert, das heißt tot.

Wie hoch ist unser Eiweißbedarf?

Wenn Menschen – aus welchen Gründen auch immer – auf vegetarische Kost umsteigen wollen, so ist ihre erste Sorge: »Erhalte ich auch ausreichend Eiweiß?« Der Eiweißbedarf des Menschen wird entschieden überbewertet; nicht zuletzt durch die »Werbung« in den Medien. Dort wird uns laufend vor Augen geführt, wie notwendig der Fleischverzehr für die Deckung unseres Eiweißbedarfs ist, nach dem Motto »Fleisch gibt Kraft!« Wenn wir uns die enorme Kraft pflanzenfressender Tiere ansehen, wie zum Beispiel die der Elefanten, Pferde und Och-

Eine Nahrung, die reich an Keimlingen ist, kann durch ihren Vitalstoffreichtum nicht nur ein gesundes, normales Geschlechtsleben fördern, sondern auch zum Erhalt der Jugendkraft beitragen

sen, die dem Menschen als unermüdliche Helfer dienen, müssen wir uns die Frage stellen, ob dieser Slogan seine Berechtigung hat.

Wir dürfen doch annehmen, daß der Natur kein Fehler unterläuft, wenn sie dem Säugling mit der Muttermilch etwa zwei Prozent Eiweiß zum Wachstum und Gedeihen zur Verfügung stellt. Mit diesem geringen Eiweißangebot bringt es das kleine Menschenkind fertig, sein Gewicht in einem halben Jahr zu verdoppeln und innerhalb eines ganzen Jahres sogar zu verdreifachen. Wir Erwachsenen haben nur noch einen Erhaltungsstoffwechsel und »brauchen« keineswegs möglichst viel tierische Produkte wie Fleisch, Wurst, Fisch, Käse und Eier, die im Durchschnitt zweiundzwanzig Prozent Eiweiß enthalten, um »bei Kräften zu bleiben.« Von unseren hoch eiweißhaltigen Weizenkeimen genügen schon kleine Mengen, um unsere Eiweißversorgung zu garantieren, so daß sich bei vegetarischer Kost niemand über Eiweißmangel Sorgen machen muß.

B-Vitamine steigern die Lebenskraft

Die B-Vitamine sind gleichermaßen für Fett-, Kohlenhydrat- und Eiweißstoffwechselprozesse unentbehrlich, denn alle Stoffwechselvor-

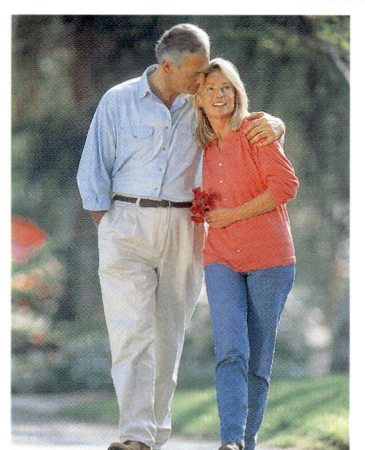

gänge stehen in unserem Organismus in enger Beziehung zueinander. Jede Stoffwechselstörung zieht unweigerlich eine Störung im Gesamtstoffwechsel nach sich, die auf Dauer zu mannigfaltigen Leiden führt.

Besonders wichtig, vor allem für den Kohlenhydrat- wie auch für den Eiweißstoffwechsel, sind die B-Vitamine Thiamin (B_1), Laktoflavin (B_2), Pyridoxin (B_6), Biotin, Niacin und die Pantothensäure, für die als Großlieferant dem Weizen spezielle Bedeutung zukommt. Der Ernährung innerhalb unserer Wohlstandsgesellschaft mangelt es besonders an diesen wichtigen Vitalstoffen. Der Grund, weshalb die meisten Menschen in den Industrieländern unter latentem Vitamin-B-Mangel leiden, liegt darin, daß sie zumeist Produkte aus Feinmehl solchen aus Vollkornmehl vorziehen. Beim Vermahlen des Weizenkorns zu Feinmehl werden die Randschichten und der Keim des Korns entfernt, in denen sich die wertvollen B-Vitamine befinden. Sie wandern in die Kleie, die als Kraftfutter für das Vieh Verwendung findet. Im Feinmehl, dem sogenannten Auszugsmehl, ist

B-Vitamine steigern die Lebenskraft

nur noch ein geringer Prozentsatz dieser wichtigen biologischen Wirkstoffe enthalten. Für den störungsfreien Ablauf des Kohlenhydratstoffwechsels ist deren Vorhandensein in einer kohlenhydrathaltigen Mahlzeit jedoch unentbehrlich.

Thiamin (B$_1$) trägt zur Energiegewinnung bei

Unter Mitwirkung von Vitamin B$_1$ werden Kohlenhydrate zu Glukose abgebaut. Glukose brauchen die Zellen als Treibstoff zur Energiegewinnung. Die Oxidation in der Zelle findet unter Aufnahme von Sauerstoff und durch Mitarbeit der B-Vitamine statt. Bei diesem Vorgang spielt Thiamin die Schlüsselrolle. Während der schrittweisen Oxidation werden Kohlensäure und Wasser abgegeben und schließlich Energie freigesetzt. Da Thiamin auch den Wasserhaushalt beeinflußt, kann es bei Mangel an diesem Vitamin leicht zu Ödemen (Wasseransammlungen im Gewebe) kommen. Dieses Phänomen ist häufig bei korpulenten Menschen zu beobachten.

Vitamin B$_1$, das Thiamin, wird auch als Nervenvitamin Aneurin bezeichnet, worauf schon sein Name hindeutet, denn er enthält den Wortstamm neuro = Nerv. Weizenkeime enthalten in hohem Maß Aneurin

Laktoflavin (B$_2$) unterstützt die Leber beim Entgiften

Das Vitamin wirkt beim Auf- und Abbau der roten Blutkörperchen mit, ist an der Entwicklung der Zellstruktur beteiligt und sorgt im Nervensystem für die Erhaltung der Myelinschicht, der Schutzschicht um die Nerven. Das Vitamin kommt auch im Auge vor, woraus man schließen kann, daß es Einfluß auf den Sehprozeß hat.
Der Bedarf an Laktoflavin wird durch stark kohlenhydrathaltige Kost, das heißt durch reichlichen Verzehr von raffinierten Zucker- und Weißmehlprodukten, gesteigert. Ist die Zufuhr des Vitamins nicht ausreichend, können B$_2$-Mangelsymptome auftreten, wie beispielsweise Lichtempfindlichkeit, Dermatitis und Darmschleimhautentzündungen.

Folsäure hat bedeutenden Anteil an der Bildung der DNS

Unter Mithilfe von Folsäure entstehen DNS und RNS; sie sind Träger beziehungsweise Überträger des Erbguts. Weiterhin ist Folsäure in Verbindung mit Vitamin B$_{12}$ an der Synthese der Nukleinsäure beteiligt, die wiederum für die Zellteilung benötigt wird. Außerdem unterstützt die Folsäure Vitamin B$_{12}$ bei der Bildung und Vermehrung von roten Blutkörperchen. Ein Mangel an diesem Vitamin führt zur Veränderung des Blutbildes sowie zu Schleimhautveränderungen, die sich als erstes in der Mundhöhle bemerkbar machen.

Die heilenden Biostoffe des Weizenkeims

Pyridoxin stimuliert Gehirn- und Nervenfunktion

Als Koenzym ist Pyridoxin, das Vitamin B_6, an über sechzig Enzymsystemen des Proteinstoffwechsels beteiligt. Es greift regulierend ein, indem es die Aufspaltung von Eiweiß in seine Bausteine, die Aminosäuren, und den anschließenden Aufbau in körpereigenes Eiweiß unterstützt. Fehlt Vitamin B_6, wird die Bautätigkeit eingestellt, worauf besonders Gehirn und Nervensystem empfindlich reagieren.

Biotin sorgt für die Erneuerung von Haut und Haaren

Das Vitamin wirkt im Stoffwechsel an der Synthese von Fettsäuren mit, es hat entscheidende Bedeutung im Kohlenhydratstoffwechsel und unterstützt die Zerlegung verschiedener Aminosäuren beim Eiweißabbau. Außerdem hilft Biotin dem Vitamin K bei der Herstellung des Gerinnungsfaktors Prothrombin. Biotinmangel äußert sich unter anderem in nachlassender Spannkraft, unreiner Haut, Haarausfall, schmerzhaften Gelenkschwellungen und Absterben von Herzmuskelgewebe.

Niacin beeinflußt den Wasserhaushalt

Niacin ist zwar mit dem Tabakgift chemisch verwandt, nimmt jedoch im Gegensatz zur der Droge Nikotin nur positiven Einfluß auf unsere Stoffwechselprozesse

Niacin steht für das einwandfreie Funktionieren unseres Nervensystems dem Thiamin zur Seite. Weiterhin hat Niacin spezielle Aufgaben im Energiegewinnungsprozeß, und es sorgt wie Biotin für gesunde Haut, Haare und Nägel. Niacinmangel führt zu Nervosität, Vergeßlichkeit, Schlaflosigkeit, Dermatitis und Herzrhythmusstörungen.

Pantothensäure schützt die Schleimhäute vor Infektionen

Unter Mitwirkung dieses Vitamins werden die Zellen der Schleimhäute aufgebaut. Außerdem unterstützt es intensiv Entgiftungsprozesse im Organismus und beteiligt sich als Baustein des Koenzyms Vitamin A an chemischen Reaktionen des Eiweiß-, Fett- und Kohlenhydratstoffwechsels. Pantothensäure ist an der Synthese von Fettsäuren, Cholesterin und Gallensäuren beteiligt und fördert wie Biotin den Stoffwechsel der Haut und das Wachstum der Haare. Ein permanenter Mangel an diesem Vitamin äußert sich unter anderem in entzündlichen und degenerativen Veränderungen von Haut und Schleimhäuten.

Cobalamin (B_{12}), der Koproduzent roter Blutkörperchen

Außer seiner Mitwirkung bei der Herstellung roter Blutkörperchen beteiligt sich Vitamin B_{12} an der Bildung von Nervengewebe und am kontinuierlichen Aufbau neuer Zellen. Cobalamin enthält als einziges Vitamin in seinem Molekül einen anorganischen Teil, nämlich das lebenswichtige Spurenelement Kobalt. Das Vitamin beteiligt sich in unserem Körper an elementaren Reaktionen im Kohlenhydrat-, Eiweiß- und Fettstoffwechsel. Da der Körper Cobalamin etwa vier Jahre lang speichern kann, treten Mangelerscheinungen wie Störungen in der Bildung von Blutzellen sowie auf Vitamin-B$_{12}$-Mangel beruhende Magenschleimhautdegenerierung selten auf.

Weizenkeime schützen vor Arteriosklerose und Krebs

Es gibt kaum ein anderes Lebensmittel, dessen Gehalt an Vitamin E (Tocopherole) mit dem des Weizenkeimöls zu messen ist. Das Vitamin schützt die ungesättigten Fettsäuren, die in Zellwänden, Hormonen und Enzymen enthalten sind, vor der Zerstörung durch Sauerstoff. In den vergangenen Jahren hat die Vitaminforschung immer deutlichere Ergebnisse dafür erbracht, daß Vitamin E als Fänger freier Radikale eine Wunderwaffe gegen viele Zivilisationskrankheiten, wie Krebs, Arteriosklerose und Herzinfarkt, ist. Außerdem spielt Vitamin E im Fettstoffwechsel eine große Rolle und schützt Gewebe und Haut vor Entzündungen und degenerativen Prozessen durch verbesserte Sauerstoffverwertung und -versorgung.

Phytohormone – Startersubstanzen für den körpereigenen Hormonhaushalt

Antikrebs-Drink
(Seite 69)

Was sind Hormone? Bestimmen sie nicht den Unterschied zwischen männlich und weiblich? Werden nicht immer wieder verbotenerweise Sportler mit Hormonen gedopt oder Schlachttiere damit gefüttert, so daß sie schneller Gewicht zulegen? Haben sie nicht auch Einfluß auf die jeweilige Gemütsverfassung und die Lust auf Sex?
Genau so ist es. Hormone sind winzige chemische Botenstoffe, die bestimmte Drüsen unseres Organismus produzieren und je nach Bedarf in die Körperbereiche schicken, in denen sie benötigt werden – oder manchmal auch Unruhe stiften. Wenn Sie vor einer Prüfungsarbeit zittern oder wenn Ihnen vor einem Rendezvous mit einer neuen Bekanntschaft das Herz flattert, sind Ihre Hormone dafür verantwort-

Die heilenden Biostoffe des Weizenkeims

lich. Auch auf Körpergröße, Temperament, Bart- oder Haarwuchs, ob kräftig oder spärlich, sowie auf hohe oder tiefe Sprechstimme nehmen die Hormone Einfluß. Wenn Sie Diabetiker sind, Ihnen die Schilddrüse zu schaffen macht oder Ihr Kinderwunsch unerfüllt bleibt, hängt das von Ihren Hormonen ab. Sie bewirken auch, daß Sie die Liebe wie ein Blitz trifft und Ihre Gefühle Purzelbäume schlagen läßt. Die Hormone signalisieren Sättigungsgefühl und Schlafbereitschaft. Die sechs Billionen Zellen unseres Körpers haben alle eigene Aufgabenbereiche, die jedoch zum Nutzen des gesamten Organismus funktionieren müssen. Dies ist aber nur möglich, wenn der Informationsfluß zwischen den Zellen und den einzelnen Körperregionen, den einzelnen Organen und den Drüsen störungsfrei abläuft. Dafür sorgen die Hormone in Zusammenarbeit mit dem Nervensystem. Vom Gehirn und Rückenmark gehen Nervenstränge aus, die sich vielfach verzweigen und mit den kleinsten Fasern bis in die Finger- und Zehenspitzen reichen. Sie stellen im Körper ein enges Netzwerk dar, das jedes Signal registriert. Die Hormone hingegen wandern über die Blutbahnen durch den gesamten Organismus und dienen zur Kommunikation der Zellen untereinander.

Nehmen wir zum Beispiel das Noradrenalin. Mit Hilfe dieses Botenstoffs stehen alle Nervenzellen miteinander in Verbindung, deshalb wird Freude oft als Gesamtkörperereignis empfunden. Noradrenalin fungiert als Startersubstanz. Es regt die Hypophyse, die kleine Anhangsdrüse des Hypothalamus im Gehirn, und das Nervensystem zur Ausschüttung des Euphoriepeptids Beta-Endorphin an. Da dieses körpereigene Opiat jedoch sehr kurzlebig ist, hängt es von der Noradrenalinproduktion ab, wie lange uns der Fröhlichmacher zur Verfügung steht. Damit Nebennierenmark und Nervengewebe genügend Noradrenalin herstellen können, ist die Mithilfe entsprechender Vitalstoffe, vor allem von Vitamin B_1 (Weizenkeim) und Vitamin C (Weizengras) notwendig. Alle diese biologischen Wirkstoffe sind im »Gute-Laune-Cocktail« enthalten und können uns zu besserer Stimmung verhelfen (siehe »Praktische Anwendungen von A–Z, Seite 73).

Phyto kommt übrigens aus dem Griechischen und bedeutet Pflanze. Unsere Weizenkeime haben einen hohen Gehalt an diesen wertvollen Pflanzenhormonen. Sie werden zum Austreiben und zur weiteren Entwicklung der Pflanze benötigt, deshalb enthält das Weizengras bereits eine geringere Konzentration. Phytohormone haben den Vorzug, daß sie niemals Nebenwirkungen verursachen, wie beispielsweise das Cortison. Sie wirken langsamer, jedoch ebenso effektiv. Ihr weiterer Vorteil liegt darin, daß sie die körpereigene Hormonproduktion anregen und unterstützen.

Durch Linolsäure rank und schlank

Weizenkeime sind reich an mehrfach ungesättigten Fettsäuren, zu denen auch die Linolsäure zählt. Fettsäuren sind lebenswichtige Vitalstoffe, die in unserem Körper bedeutende Funktionen erfüllen. Sie wirken unter anderem am Aufbau der Zellmembranen mit und schleusen Nährstoffe in das Zellinnere. Die wertvolle Linolsäure spielt besonders für Übergewichtige eine wichtige Rolle, denn sie unterstützt den Aufbau der Darmschleimhaut, die bei korpulenten Menschen durch deren massive Fehlernährung im Lauf der Jahre immer dünner und trockener wird. Infolge dieser Rückbildung verliert sie die Fähigkeit, die Passage überschüssigen Nahrungsfetts durch die Darmwände zu verhindern. Durch regelmäßigen Verzehr von Weizenkeimen und Weizenkeimöl, die reichlich Linolsäure enthalten, kann die Darmschleimhaut bis zu ihrer ursprünglichen Stärke wieder aufgebaut werden. Die Linolsäure verfügt noch über eine weitere Eigenschaft, die für Abspeckwillige von Interesse ist: Sie aktiviert als Bestandteil der Zellmembranen spezielle Botenstoffe, deren Aufgabe es ist, den Befehl zur Fettfreisetzung weiterzuleiten.

Kapitel 4

Vitalnahrung

Zweifellos kann das Gespann Weizengras und Weizenkeim eine ganze Reihe von Leiden heilen, jedoch lassen sich Rückfälle nur vermeiden, wenn die Ernährung auf vollwertige, vitalstoffreiche Kost umgestellt wird; es ergibt wenig Sinn, eine unvernünftige Lebensweise in der Meinung fortzuführen, es gäbe ja immer ein Mittel, das hilft.

Ihr Organismus wird es Ihnen danken, wenn Sie Ihren Konsum an raffinierten Kohlenhydraten, das heißt industriell hergestellten zucker- und feinmehlhaltigen Produkten, einstellen und statt dessen Vollkornprodukte und Vollreis essen und Ihren Bedarf an Süßem mit Früchten stillen.

Trinken Sie anstelle von Kaffee, schwarzem Tee und Alkohol lieber öfter mal Früchte- und Kräutertees, die Sie, falls nötig, mit etwas Honig süßen können.

Den Verzehr tierischer Produkte sollten Sie wegen ihrer säurebildenden Eigenschaft mindestens drei Monate lang stark einschränken – besser noch ganz darauf verzichten. Dann hat Ihr Körper außerdem Gelegenheit, schädliche Eiweißspeicher abzubauen, welche die Nährstoffzufuhr zu den Zellen behindern (siehe »Herz- und Kreislauferkrankungen«, Seite 66).

Eine vollwertige Nahrung, die den Organismus befähigt, wertvolles Gewebe aufzubauen, versetzt diesen in die Lage, Krankheitserreger abzuwehren und schädlichen Umwelteinflüsse besser zu widerstehen.

Unter vollwertigen Lebensmitteln sind Produkte zu verstehen, die so natürlich wie nur möglich belassen sind. Behandelte Nahrungsmittel sind denaturiert, das heißt, sie sind nicht nur weitgehend ihrer Vitalstoffe beraubt, wie dies bei industriell hergestellten Produkten (Dosen-, Flaschen- und Gläserkost sowie fabrikzucker- und weißmehlhaltige Produkte) der Fall ist, sondern sie entziehen dem Körper auch noch Vitalstoffe, um abgebaut werden zu können. Die Folge: Stoffwechselstörungen sind vorprogrammiert!

Je frischer wir die Nahrung zu uns nehmen, desto lebendiger und reaktionsfreudiger wirkt sie in unserem Organismus. Die Elemente lebendiger Nahrung befähigen ihn, durch optimale Zellatmung große körperliche und geistige Leistungen zu vollbringen

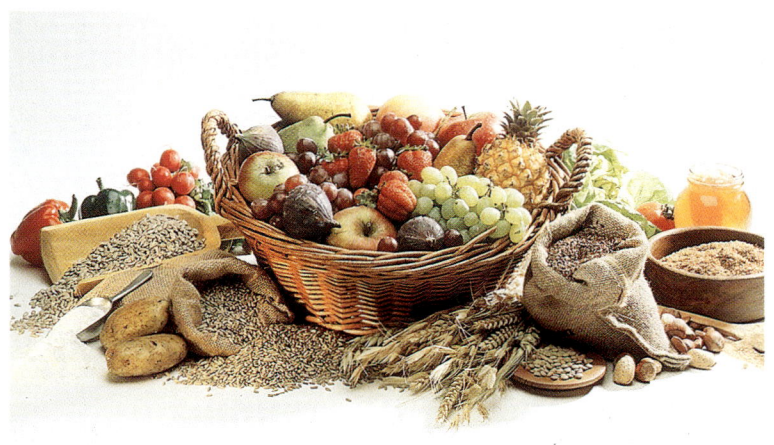

Optimaler Stoffwechsel durch optimale Ernährung

Die Natur hält eine reichhaltige Palette verschiedenartigster Nahrungspflanzen für uns bereit, die uns mit ihrem Vitalstoffreichtum zugleich als Nahrung und Medizin dienen können. Unter Vitalstoffen versteht man Vitamine, Enzyme (Eiweiße), Mineralstoffe, Spurenelemente, ungesättigte Fettsäuren, Aroma- und Faserstoffe. Alle Stoffwechselvorgänge in unserem Organismus funktionieren in Abhängigkeit und Zusammenarbeit mit *allen* diesen Vitalstoffen. Sie dienen als unentbehrliche Steuer- und Regelsubstanzen in unseren gesamten Zellaktivitäten. Fehlt auch nur einer dieser biologischen Wirkstoffe über einen längeren Zeitraum, so treten unweigerlich Stoffwechselstörungen auf, die vielfältige Krankheiten nach sich ziehen können.

Unter Stoffwechsel versteht man sämtliche chemischen Umwandlungsprozesse, die vom ursprünglichen Ausgangsprodukt – zum Beispiel einem Stück Butterbrot – bis zum Endprodukt – Körpergewebe – im Organismus stattfinden, sowie den Vorgang des Zerfalls und Ersatzes von Körpersubstanzen. Die zugeführten Nährstoffe befähigen den Organismus, neue Zellen als Ersatz für verbrauchte aufzubauen. An diesen vielschichtigen Vorgängen der Nahrungsumwandlung ist nicht nur unser Verdauungstrakt beteiligt, sondern jede einzelne Zelle unseres Körpers. Im Zuge der sich ständig wiederholenden Stoffwech-

Wenn wir die Angebote der Natur nutzen, so werden wir ausreichend mit Vitalstoffen versorgt. Die Vitalnahrung bildet die Basis, die dem Organismus die Entfaltung seiner Sellbstheilungskräfte ermöglicht

Vitalnahrung

selvorgänge wird Energie gewonnen, die uns zur Aufrechterhaltung unserer Körperwärme, zur Abwicklung aller Körperfunktionen und zur Muskeltätigkeit dient.

Wenn wir bereit sind, die Geschenke der Erde anzunehmen und zu nutzen, werden wir in höchstem Maß mit Vitalstoffen versorgt, die den kranken Organismus zu revitalisieren vermögen und die wiedergewonnene Gesundheit aufrechterhalten. Wir haben es selbst in der Hand, unseren Körper durch vitalstoffreiche Ernährung optimal zu beeinflussen und zu erhalten. Aus Mangelnahrung, die nicht nur arm an Vitalstoffen ist, sondern zu deren Abbau der Körper sogar auf seine Vitalstoffreserven zurückgreifen muß, kann nur ein minderwertiges Endprodukt entstehen: ein von ernährungsbedingten Krankheiten gezeichneter und immunschwacher Organismus.

Wie lange soll die Vitalnahrung beibehalten werden?

Um es vorwegzunehmen: lebenslang, wenn Sie gesund werden und bleiben wollen. So lange Ihre Krankheit besteht, sollte Ihre Nahrung einen besonders hohen Rohkostanteil aufweisen. Je schwerer Ihr Leiden, desto vollwertiger muß Ihre Ernährung und desto höher sollte der Frischkostverzehr sein, wobei das Weizenkeim-Weizengras-Frühstück ein Frischkostgericht von unübertrefflichem Vitalstoffreichtum darstellt. Wenn Sie ein ausgesprochener Kochkostfan sind, sollten Sie Ihr Gemüse wenigstens nur so kurz erhitzen, daß es außen zwar heiß, innen aber noch knackig ist, damit möglichst viele Vitalstoffe erhalten bleiben.

Kapitel 5

Die Apotheke auf dem Fensterbrett

So einfach ist das Keimen der Körner ...

Sprießkornweizen aus biologisch-dynamischem Anbau erhalten Sie in Reformhäusern und Naturkostläden; beste Qualität der Weizenkörner garantiert beste Qualität von Weizenkeimen und -gras. Ein Paket sollte etwa fünfundneunzig Prozent keimfähige Körner enthalten. Das können Sie testen, indem Sie hundert Körner abzählen, zum Keimen bringen und wiederum nachzählen, wie viele Körner aufgegangen sind. Am einfachsten läßt sich der Weizen in Biosnacky-Keimgeräten zum Keimen bringen. Diese preiswerten Geräte bestehen aus lichtdurchlässigen, stapelbaren Plastikschalen und ermöglichen das Keimen auf drei bis fünf Etagen, was sehr platzsparend ist.

Man gibt in jede Schale maximal 100 Gramm Körner (pro Person 50 Gramm) und füllt die oberste Etage mit warmem Wasser, das langsam durch einen Ablauf die nächste Ebene bewässert. Auf dem Boden jeder Schale verbleibt in feinen Rillen so viel Wasser, daß die Körner feucht gehalten werden. Das abfließende Wasser sammelt sich in einer Schale ohne Ablauf und kann zum Blumengießen verwendet werden. Man bewässert morgens und abends. Die gekeimten Körner sind verzehrfertig, wenn die zarten Keime etwa so lang sind wie die Körner selbst, also etwa acht Millimeter; das ist je nach Zimmertemperatur in ungefähr zwei Tagen der Fall.

Wenn Keimlinge länger werden, so bilden sie zarten Flaum, der mit Schimmel verwechselt werden kann. Die Keime sind eßbar und verändern sich nicht im Geschmack.

Wenn Sie Keime auf Vorrat herstellen wollen, zum Beispiel für eine Fastenkur, so können Sie den Keimvorgang zum Stillstand bringen, wenn Sie die Keime sorgfältig zwischen zwei Küchentüchern trockentupfen und in einer Dose im Kühlschrank oder in der Tiefkühltruhe aufbewahren.

Da die Keimung im Korn beginnt, ißt man die gequollenen Körner zusammen mit dem herausspitzenden Keim. Wenn dieser eine Länge von etwa zehn Millimetern erreicht hat, sind die Keimlinge verzehrfertig

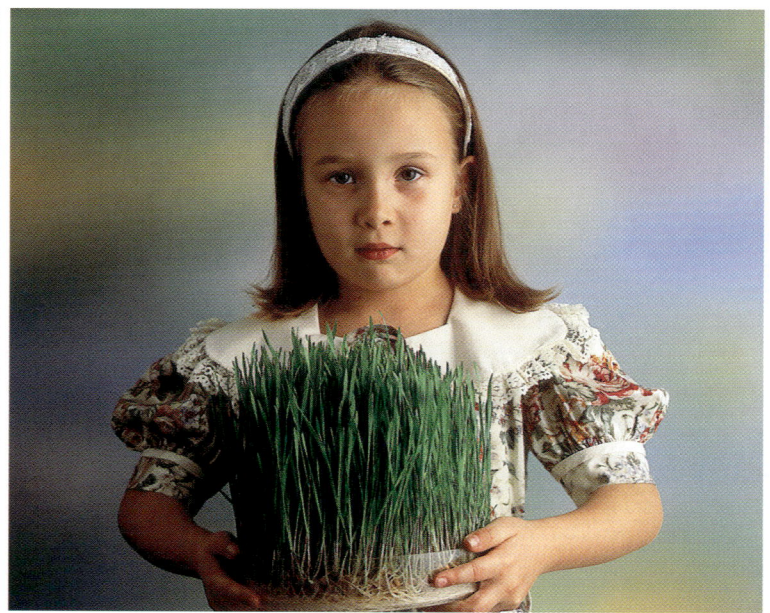

... und das Ziehen von Weizengras

Hydrokultur

Keimlinge, die Gras erzeugen sollen, beläßt man einfach in den Schalen. Sie verwurzeln sehr stark und bilden bald das erste Grün. Sobald die Spitze der Gräser an der nächsten Etage beziehungsweise am Deckel anstößt, stellt man die Pflanzschalen einzeln nebeneinander auf das sonnigste Fensterbrett und dichtet das Abflußröhrchen mit einem Klebeband ab. Nun streut man in jede Schale einen knappen Eierlöffel Nährstoffpulver für Hydrokultur. Die Wurzeln werden nur mit einer Sprühpistole feucht gehalten, dürfen aber nicht im Wasser stehen. Die Rillen auf dem Boden der Schalen gewährleisten eine gleichmäßige Befeuchtung.

Geerntet wird – je nach Sonneneinwirkung – nach ein bis zwei Wochen. Junges Gras, das etwa acht bis zehn Zentimeter hoch ist, eignet sich gut zur Anreicherung von Gerichten. Sobald sich der erste Sproß zu bilden beginnt, aus dem sich später der ährentragende Stengel entwickelt, muß das Gras geschnitten werden, das für Säfte verwendet

Die Pflege Ihrer kleinen Weizenfelder auf Hydrokultur ist einfach und sauber. Sie besprühen die Pflanzen täglich zweimal mit Wasser – und fertig!

wird. Den beginnenden Sproß, eine Verdickung des Halms, kann man in einem Bereich von drei bis fünf Zentimetern über dem Boden ertasten; in diesem Stadium ist das Gras etwa achtzehn Zentimeter hoch.

Das Pflanzen mit Erde

Verwenden Sie keinesfalls chemisch gedüngte Erde oder sterilisierte Blumenerde. Damit nährstoffreiches Gras wächst, kommt nur kompostreiche, gute Gartenerde in Frage. Die beste Erde bekommen Sie bei einem Biolandbauern; der einmalige Anfahrtsweg lohnt sich. Oder fragen Sie beim Schrebergartenverein nach, wo Sie gute Erde erhalten können. Zum Pflanzen eignen sich alle flachen Gefäße jeglicher Länge und Breite, die mindestens sieben Zentimeter hoch sind.

Füllen Sie Ihre Schale etwa drei Zentimeter hoch locker mit Erde. Die vorher vierundzwanzig Stunden in Wasser eingeweichten Körner werden nun dicht nebeneinander auf die Erde gestreut und mit einer Gabel verteilt. Anschließend besprühen Sie die Erdoberfläche gleichmäßig mit einer Pflanzensprühpistole und decken das Pflanzgefäß mit einer Plastikfolie gut ab. Die Pflanzung sollte zweiundsiebzig Stunden lang zimmerwarm stehen.

Nach der Keimzeit wird die Folie entfernt und die Pflanzung erneut besprüht. Nun kommt das sprießende Grün an den sonnigsten Ort in der Wohnung – auf den Balkon oder in den Garten –, damit die Pflanzen Sonnenenergie speichern können. Halten Sie die Erde mäßig feucht; mit dem Pflanzensprüher gelingt dies besser als mit der Gießkanne. Wann Erntezeit ist, hängt von Wärmeeinwirkung und Sonnenbestrahlung ab. Sie können mit ein bis zwei Wochen rechnen. Schneiden Sie das Gras kurz über der Erde ab, und geben Sie das Wurzelwerk in Ihren Kompost.

Kompostieren mit dem Regenwurm-Wanderkasten

Sie können mit dem Kompostieren zur gleichen Zeit wie mit der Pflanzung beginnen. Wenn Sie keinen Garten haben, basteln Sie sich für den Balkon oder Keller aus ein paar Brettern einen kleinen Kompostkasten (etwa 100 cm lang, 40 cm breit und 30 cm hoch), und funktionieren Sie ihn zu einem »Regenwurm-Wanderkasten« um. Dazu klemmen Sie in der Mitte des Kastens eine passende Holzplatte von etwa 25 cm Höhe ein, so daß zwei Abteilungen von der Größe 50 x

Gute Komposterde ist ein einmaliger Einkauf, denn die fleißigen Regenwürmer werden in ihrem Wanderkasten laufend für Nachschub sorgen

40 x 30 cm entstehen. Diese Holzplatte muß mit mehreren finger-dicken Löchern versehen sein. In das eine Abteil füllen Sie drei Zentimeter gute Erde, vermischen sie mit kleingeschnittenen organischen Abfällen aus der Küche und setzen einige Regenwürmer ein. Geben Sie täglich weiteren Abfall hinzu, und bestreuen Sie ihn mit etwas Lavaerde; das verhindert die Geruchsbildung. Die fleißigen Regenwürmer besorgen den Rest. Innerhalb von wenigen Wochen verwandeln sie den Abfall in wertvolle Komposterde. Dann ist es Zeit, das zweite Abteil in Betrieb zu nehmen. Dabei gehen Sie so vor wie beim ersten. Der Küchenabfall kommt nur noch in das neue Abteil. Sobald die Regenwürmer keinen Nachschub mehr erhalten, wandern sie instinktiv »der Nase nach« durch die gelochte Zwischenwand in das neue Abteil, wo es leckere Sachen gibt. Die hochwertige Komposterde können Sie nun zum Pflanzen verwenden.

Die Saftgewinnung

Da das Weizengras äußerst saftig ist, beträgt der Verlust durch die Pflanzenfasern in der Regel nur zehn Prozent. Das bedeutet, daß Sie von 100 Gramm Gras 90 Gramm Weizengrassaft erhalten. Es gibt

Ein guter, funktionstüchtiger Entsafter ist eine Anschaffung, die Sie Ihrer Gesundheit zuliebe bald nicht mehr missen möchten. Er ist im Handumdrehn auf- und abgebaut

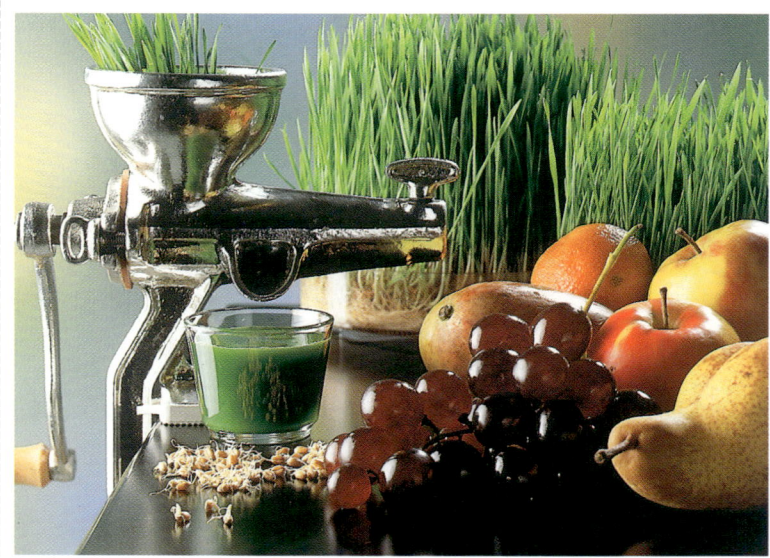

spezielle elektrische Entsafter für Gräser und Kräuter sowie handbetriebene Geräte. Sie sind in Naturkostläden oder im Versand (Adresse im Anhang, Seite 93) erhältlich. Diese Entsafter eignen sich auch zum Entsaften von Gemüse und Obst.
Bei Obst beträgt die Ausbeute ebenfalls etwa 90 Prozent, bei Gemüse liegt sie zwischen 60 und 90 Prozent.
Keime zu entsaften ist wenig sinnvoll, da sie nur sehr wenig Saft geben. Deshalb ist es weitaus einfacher, einige Gramm Weizenkeime zusammen mit Weizengrassaft oder Obst- oder Gemüsesaft im Mixbecher der Küchenmaschine zu pürieren. Auf diese Weise kommen Sie in den Genuß auch derjenigen wertvollen biologischen Inhaltsstoffe des Keims, die beim Entsaften als »Reste« im Abfall landen würden. Auch ein hochtouriges Handmixgerät stellt mit dem Schlagmesser einen feinsämigen Weizenkeim-Gemüse/Obst-Cocktail her.

Was ist von Weizengras- und Weizenkeim-Präparaten zu halten?

Sicherlich kennen Sie die Weizenkeimflocken aus der Apotheke und haben auch schon von dem neuerdings aufgetauchten sprühgetrockneten Weizengrassaft gehört. Falls Sie sich mit dem Gedanken tragen sollten, der Bequemlichkeit halber zu Weizenkeimflocken und zum Weizengrassaft-Quickgetränk zu greifen, so vergessen Sie das schleunigst wieder. Auch wenn Ihnen die Werbung »schonendste Verarbeitung« und »Erhalt aller Wirkstoffe« verspricht – glauben Sie kein Wort davon! Es handelt sich schlichtweg um denaturierte, industriell hergestellte Produkte, die mit den frischen Lebensmitteln nicht im geringsten zu vergleichen sind. Schon allein das für die Haltbarkeit notwendige Sterilisieren vernichtet den größten Teil der kostbaren Vitamine, und die wertvollen Enzyme werden bereits bei 43 Grad Celsius abgetötet. Was von den B-Vitaminen übrigbleibt, verringert sich beim Lagern; in etwa vier Wochen ist nur noch die Hälfte vorhanden. Das Keimen der Weizenkörner und das Ziehen von Weizengras macht Spaß und bedeutet nicht mehr Arbeit als das Blumengießen. Sie werden die Pflege Ihrer Kulturen binnen kurzem als Ihr Hobby betrachten. Sobald die heilende Kraft der Keime und des Grases ihre Wirkung zeigt, werden Sie sich fragen, wie Sie nur früher ohne sie existieren konnten.

Ihre Apotheke auf dem Fensterbrett versorgt Sie mit einem Reichtum an natürlichen Vitalstoffen, der von Präparaten nicht annähernd erreicht wird

Kapitel 6

Weizengras-Weizenkeim-Therapie

Das junge Weizengras schmeckt süßlich, das reifere süßlich-herb, ähnlich wie grüner Salat, und Weizenkeime schmecken angenehm nussig süßlich. Gras und Keime entwickeln ihre Heilkraft, indem man sie verzehrt und sie ihre Wirkung im Organismus entfalten läßt, aber auch bei äußerer Anwendung, zum Beispiel bei Wunden, Verbrennungen, Ekzemen, Hautunreinheiten usw. Unzählige Krankheiten und Beschwerden sind durch die Therapie mit Weizenkeimen und Weizengrassaft äußerst positiv zu beeinflussen. Sie zeigen ihre außerordentliche Heilwirkung sowohl bei Arteriosklerose und Arthrose als auch bei Dermatitis und Asthma, multipler Sklerose, Hyperaktivität bei Kindern und Depressionen.

Die Weizengras-Weizenkeim-Therapie ist für jedermann leicht zu Hause durchführbar. Die Kur wird als sehr angenehm empfunden und ist von regenerierender und heilender Wirkung bei mannigfachen Leiden

Um Ihren Organismus umzustimmen und gründlich zu reinigen, wäre eine ein- bis vierwöchige Fastenkur mit Weizengrassaft und Weizenkeimen sinnvoll. Sie werden staunen, welche Veränderungen diese Kur in Ihrem Körper bewirkt: Ihr Kopf wird frei und klar, die Sehkraft bessert sich, Schmerzen klingen ab, die Gelenke gewinnen an Beweglichkeit, die Haut wird frisch und rein, Stuhlverstopfung verschwindet. Auch Ihre Geschmacksnerven werden sensibilisiert, Ihre Sucht nach Süßem legt sich, Sie brauchen weniger Salz, und die Lebensmittel schmecken intensiver. Mit anderen Worten: Sie fühlen sich rundum wohl. Gönnen Sie Ihrem Körper diese Generalreinigung, und Sie werden sich nach dem Fasten wie neugeboren fühlen. Wenn Sie glauben, Ihr gesundheitliches Problem (insbesondere Leber- und Nierenerkrankungen) verbiete Ihnen eine Fastenkur, so beraten Sie sich mit einem auf diesem Gebiet versierten Heilkundigen.

Weizengras-Weizenkeim-Saft-Heilfasten

Fasten bedeutet freiwilligen Verzicht auf Nahrung mit dem Ziel, den Körper von Schlacken und Giften und nicht zuletzt von überflüssigem

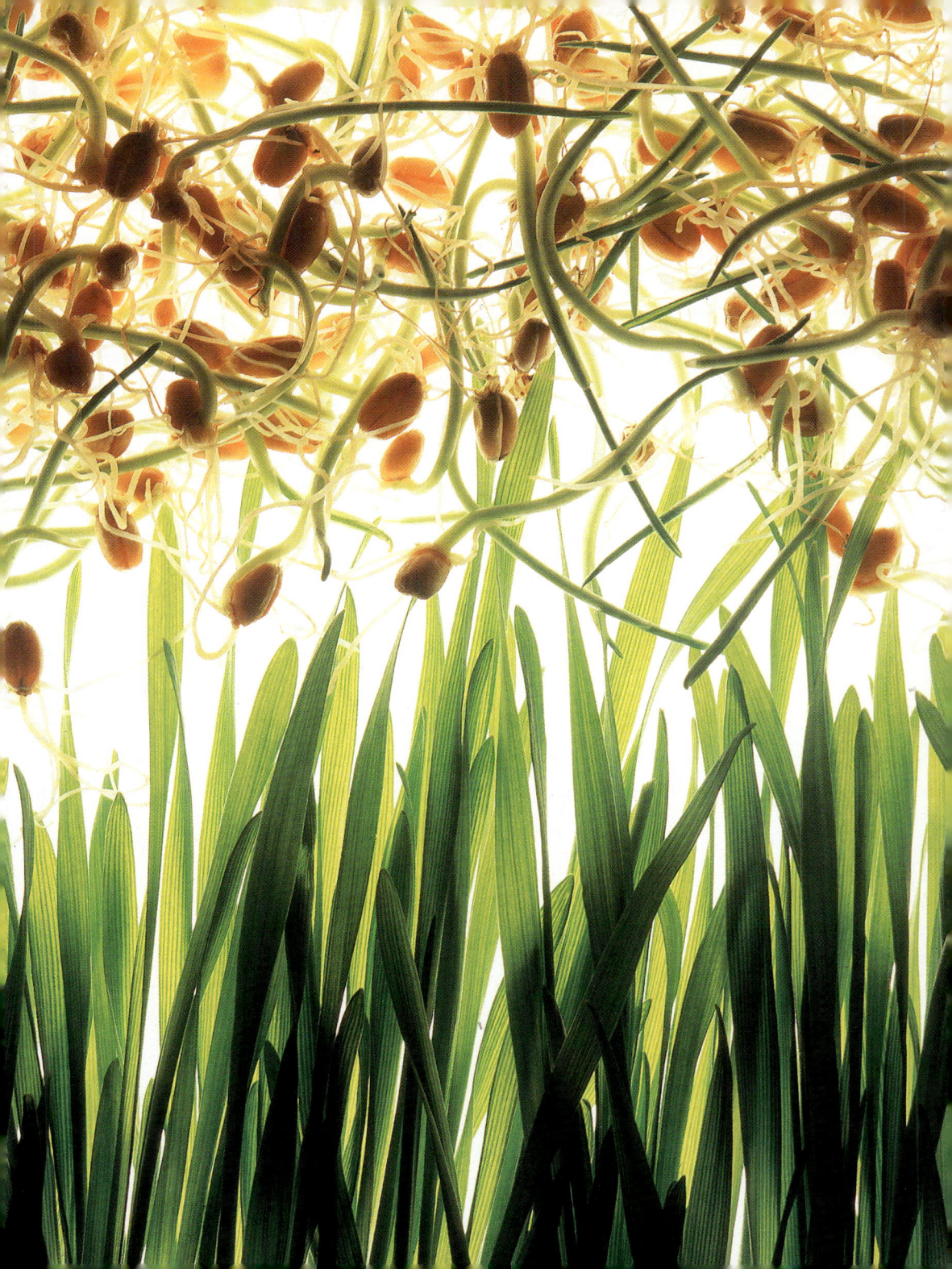

Ihren Weizengras-
Weizenkeim-Fastensaft
können Sie mit täglich
variierenden Kräuter-
und Früchtetees
mischen, die dem
Getränk stets eine neue
Geschmacksrichtung
geben. Darüber hinaus
müssen Sie sehr viel
Mineralwasser trinken,
um Schadstoffe und
Stoffwechselzwi-
schenprodukte zu lösen
und auszuschwemmen

Fett zu befreien. Sie werden die Erfahrung machen, daß das Heilfasten mit Weizengras-Weizenkeim-Saft (WW-Saft) leichter ist, als Sie denken. Haben Sie keine Angst, Sie werden nicht hungern. Der Darm stellt sich im Fastenstoffwechsel von der Verdauung eher auf Ausscheidung um.

Trinken Sie, bevor überhaupt ein Hungergefühl aufkommen kann. Der Körper braucht mindestens drei Liter Flüssigkeit als Lösungsmittel und zum Ausschwemmen der Abbau- und Stoffwechselzwischenprodukte sowie der Schadstoffe. Der WW-Kursaft ist ein Getränk aus Weizenkeimen und Weizengrassaft; 100 Gramm Weizenkeime werden mit 250 Gramm Weizengrassaft püriert. Dieses Getränk verteilen Sie auf vier Portionen und trinken es jeweils pur oder mit Kräutertee verdünnt.

Als Fastengetränke sind dünne Kräuter- und Früchtetees, reines Wasser und Mineralwasser geeignet. Machen Sie täglich ein bis drei Einläufe mit verdünntem Weizensaft. Dazu nehmen Sie pro Einlauf 50 ml Saft und 300 bis 500 ml körperwarmes Wasser. Die Einläufe helfen, die Rückvergiftung mit Schadstoffen zu verhindern, und sie unterstützen die Ausscheidung von Ablagerungen, die sich im Lauf der Jahre in den Darmwindungen festgesetzt haben. Für Darm und Leber bedeutet die Fastenzeit eine Erholungsphase, in der sie regenerieren können.

Wie geht es weiter nach dem Fasten?

Nach dem Fasten wählen Sie für die folgenden zwei bis sieben Tage Obst und Gemüse aus, von dem Sie wissen, daß sie es besonders gut vertragen, und das Sie vor allem gut und langsam kauen müssen: Äpfel, Birnen, Karotten, Kohlrabi, Sellerie oder reife Paprika. Anschließend an die Obst-Gemüse-Tage gehen Sie zu einer vitalstoffreichen Vollwertkost über, die wenig Tierprodukte enthalten sollte. Gewöhnen Sie sich daran, vermehrt Rohkost zu essen, die, wie Sie nun wissen, ebenfalls reich an heilenden biologischen Wirkstoffen ist.

Ihr Weizenkeim-Weizengras-Frühstück sollte über die Heilung hinaus Bestandteil Ihres täglichen Speiseplans bleiben. Die Weizengras-Weizenkeim-Saftkur behalten Sie bei, bis Ihre Beschwerden verschwunden und Sie mit Ihrem Allgemeinzustand zufrieden sind.

Weizengras-Weizenkeim-Vitalkur

Wenn Sie sich zum WW-Saft-Heilfasten (noch) nicht entschließen können, so ist die Weizengras-Weizenkeim-Vitalkur (WW-Vitalkur) ein hervorragendes Äquivalent. Vom Obstfasten haben Sie sicherlich schon gehört oder haben es praktiziert, doch die WW-Vitalkur ist weitaus effizienter. Je mehr Frischkost – auch das Weizengras-Weizenkeim-Frühstück (WW-Frühstück) ist Frischkost – und Weizengrassaft (etwa 150 bis 200 Gramm pro Tag) Sie zu sich nehmen, desto stärker und gründlicher erfolgt der Entschlackungs-, Entsäuerungs- und Entgiftungsprozeß im Körper. Der Organismus wird mit wertvollen Vitalstoffen versorgt, die in Früchten allein nicht ausreichend enthalten sind, die der Organismus jedoch braucht, um durchgreifend gereinigt und revitalisiert zu werden. Nehmen wir an, Sie leben drei bis vier Wochen lang strikt von WW-Frühstück, Obst und mit Weizenkeimen angereicherten Rohkostsalaten, die mit Zitrone oder Obstessig und kalt gepreßtem Öl angerichtet werden, damit der Organismus die fettlöslichen Vitamine verwerten kann; begleitend trinken Sie täglich 150 bis 250 Gramm Weizengrassaft. Nun kommt es ähnlich wie beim WW-Saft-Heilfasten in Ihrem Organismus zur Ausschwemmung von Abbau- und Stoffwechselzwischenprodukten sowie von gespeicherten Schadstoffen. Darüber hinaus bewirkt diese Kur aufgrund der hohen Zufuhr an nativen Enzymen, Vitaminen, Phytohormonen, phytochemikalischen Stoffen, Chlorophyll und anderen biologischen Wirkstoffen eine Verjüngung des gesamten Organismus, was viele Beschwerden rasch verschwinden läßt.

Die Weizengras-Weizenkeim-Vitalkur bewirkt eine durchgreifende Reinigung und Revitalisierung des Organismus. Sie werden sich nach drei bis vier Wochen wie neugeboren fühlen

Weitere Anwendungsformen

- **WW-Saftkur:** 100 Gramm Weizenkeime püriert mit 250 Gramm Weizensaft, pur oder verdünnt mit Tees oder Wasser. Kleinkinder erhalten ein Drittel, Schulkinder die Hälfte oder mehr und größere Kinder das volle Quantum. Wenn Sie – am besten zusammen mit Ihrer Familie – jeden Morgen das WW-Frühstück essen, das bereits 100 Gramm Keime pro Person enthält, so brauchen Sie Ihre tägliche Ration Weizengrassaft nicht mehr mit Keimen anzureichern.
- **WW-Frühstück:** Wenn Sie einmal damit angefangen haben, täglich Ihr wohlschmeckendes, heilendes WW-Frühstück zu essen, werden

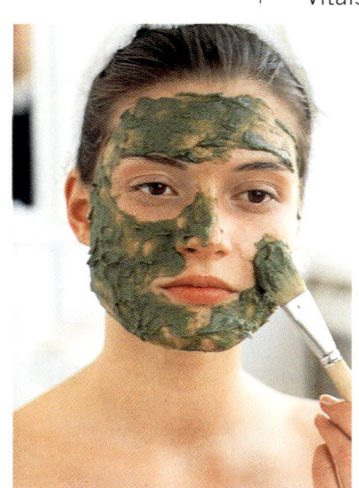

Sie regelrecht »süchtig« danach. Der Grund liegt darin, daß Ihr kranker Organismus nach den aufbauenden und regenerierenden Vitalstoffen verlangt, die darin enthalten sind.

- **W-Spülung:** Weizengrassaft pur oder verdünnt mit warmem Wasser oder Kamillentee verwenden.
- **W-Einlauf:** 150 Gramm Weizengrassaft mit 350 Gramm lauwarmem Wasser oder Kamillentee mischen.
- **WW-Auflage:** Zu gleichen Teilen Weizenkeime und geschnittenes Weizengras im Porzellanmörser zu einem weichen Brei zerstoßen und eine dünne Schicht auf die betroffene Körperstelle oder auf das schmerzende Gelenk geben. Mit einem Gazestreifen abdecken und eine Plastikfolie darüberlegen. Einwirkungszeit 20 Minuten und länger.
- **WW-Bleibeklistier:** Etwa 10 Gramm Weizenkeime mit 50 Gramm Weizengrassaft pürieren und mit einem Klistierball einspritzen. Die biologischen Wirkstoffe werden von der Darmschleimhaut ausgezeichnet aufgenommen.
- **WW-Öl-Massage:** Die schmerzenden Körperstellen mit Weizengras-Weizenkeim-Öl massieren.
- **Herstellung des WW-Öls:** Wärmen Sie 60 Gramm kaltgepreßtes Weizenkeimöl mit 20 Gramm Fluidlecithin in einem kleinen Fettöpfchen zwei bis drei Minuten lang an, bis sich Öl und Lecithin gut vermischen lassen. Diese Fettbasis füllen Sie in ein Glas und bewahren es im Kühlschrank auf. Da der Weizengrassaft durch Sterilisieren seine Wirkstoffe verlieren würde, wird das WW-Öl kurz vor der Verwendung angerührt; das geht ganz schnell. Sie geben einen gestrichenen Eßlöffel der Fettbasis in das Fettöpfchen, wärmen sie auf 30 bis 40 Grad an und rühren mit einem kleinen Schneebesen drei Eßlöffel zimmerwarmen Weizengrassaft hinein. Niemals das Fett in den Saft rühren! Wenn Sie eine kleinere Menge brauchen, nehmen Sie einen Teelöffel Fettbasis und drei Teelöffel Weizengrassaft. Das Verhältnis beträgt immer eins zu drei.

In den folgenden Therapievorschlägen werden jeweils die oben genannten Abkürzungen verwendet.

Praktische Anwendungen von A–Z

Health-Drinks als Tagesportion

Sie sollten Ihre Säfte nach Möglichkeit immer selbst in Ihrer Saftpresse zubereiten. Die Ausgabe für den Entsafter ist eine Investition, die sich für Ihre Gesundheit lohnt. Sie können, wenn es Ihre Zeit nicht anders erlaubt, den für Ihre Krankheit speziellen Drink am Morgen für den ganzen Tag herstellen. Füllen Sie Ihren Health-Drink in eine saubere Mineralwasserflasche ab oder in zwei kleinere Flaschen, wenn Sie zwei Portionen mit zur Arbeit nehmen wollen, denn Sie sollten Ihre Drinks vier- bis fünfmal am Tag zu sich nehmen. Geben Sie einen Teelöffel Zitronensaft dazu; das verhindert das Oxidieren. Es macht übrigens überhaupt nichts, wenn die Mengen der einzelnen Zutaten um einige Gramm variieren.

Die empfohlenen Heilsäfte oder Kräutertees, mit denen Sie Ihren jeweiligen Health-Drink mischen können, verleihen ihm nicht nur einen würzigen Geschmack, sie haben auch eine synergistische Wirkung. Das heißt, sie unterstützen die Heilkraft des Weizengrases ganz erheblich. Aus diesem Grund setzt Ann Wigmore, Leiterin des Hippokrates-Health-Instituts in Boston, auch mannigfaltige Kräuter und Säfte bei ihrer Weizengras-Therapie ein. Frischgepreßter Kräuter- oder Beerensaft wird nur eßlöffelweise verwendet; drei bis vier Eßlöffel pro Tagesmenge genügen. Diese Portion wird mit einer Tasse stillem Wasser (ca. 160 ml = 160 g) verdünnt und mit der Tagesmenge Weizengrassaft vermischt. Da uns frische Heilpflanzen im Gegensatz zu Weizengras nicht Sommer wie Winter zur Verfügung stehen, müssen wir gegebenenfalls auf Heilsäfte aus dem Reformhaus zurückgreifen (Angaben des Herstellers beachten) sowie auf Kräutertees aus dem Kräuterladen.

Eine Trinkkur sollte vier bis sechs Wochen lang konsequent durchgeführt werden! Die angegebenen Rezepte beziehen sich auf die Tagesmenge.

Abdominelle Beschwerden

Beschwerden im Bauchraum werden insbesondere durch falsche Ernährung hervorgerufen, das heißt durch ein Übermaß an tierischen Produkten, die Fäulnisvorgänge bewirken, und ein Zuviel an industriezucker- und weißmehlhaltigen Speisen, die zu Gärungsprozessen

Die Heilsäfte und Heiltees, die Sie Ihrem Drink hinzufügen, haben eine synergistische Wirkung und können daher die Heilkraft des WW-Safts erheblich steigern. Auch Dr. Ann Widgmore, die die Heilkraft des Weizengrassaftes und der Weizenkeimlinge bei zahllosen Leiden unter Beweis stellte, ergänzt mit passenden Pflanzensäften

führen. Durchfälle können sowohl als Reaktionen des Körpers auf bestimmte Lebensmittel oder Bakterien und Viren auftreten als auch auf
psychosozialen Streß.

Therapievorschläge: WW-Saft-Heilfasten oder WW-Vitalkur, WW-Saftkur, W-Einläufe, WW-Bleibeklistier.

♀ **Health-Drink bei Verstopfung:** 200 g Weizengrassaft mit 160 g Granatapfelsaft und drei in 160 g Wasser eingeweichten Feigen pürieren.
Health-Drink bei Blähungen: 200 g Weizengrassaft, 160 g Fencheltee,
160 g Sternanistee, 3 g gemahlenen Karottensamen.

Adipositas (Fettleibigkeit)

Sofern keine krankhaften Eßstörungen vorliegen, die vom Psychotherapeuten behandelt werden sollten, kann nur eine Nahrung, die reich
an biologischen Wirkstoffen ist, Fettleibigkeit vorbeugen. Sie allein ist imstande, gesundes Gewebe aufzubauen und Fettan-
satz zu verhindern.

Therapievorschläge: WW-Saft-Heilfasten oder WW-Vitalkur,
WW-Saftkur vor dem Essen trinken.

♀ **Slim Line-Cocktails:** 200 g Weizengrassaft, 160 g Grapefruitsaft,
160 g Ananassaft, ½ TL Zitronenmelisse.
Oder: 200 g Weizengrassaft, 160 g Kiwisaft, 160 g Papayasaft, ½ TL
Silbermantel.

Allergien

Der Begriff Allergie ist aus den griechischen Wörtern *allos*, anders,
und *ergein*, reagieren, zusammengesetzt. Ein Allergiker *reagiert* also
auf bestimmte Stoffe anders als andere Menschen. Zu Anfang wehrt
sich sein Organismus gegen Substanzen in Nahrungsmitteln und in
der Umwelt, für die er von Natur aus nicht geschaffen ist. Der gesunde Organismus, der über ein intaktes Immunsystem verfügt, kann diese Stoffe tolerieren. Mangelnde Widerstandskraft resultiert aus
massiven Stoffwechselstörungen, die langjähriger Fehlernährung zu-
zuschreiben sind (siehe »Optimaler Stoffwechsel durch optimale
Ernährung«, Seite 45). Irgendwann ist es soweit, daß das Immunsystem so sehr geschwächt ist, daß es sich nicht mehr ausreichend oder
überhaupt nicht mehr zur Wehr setzen kann – bis der Organismus

eben *anders reagiert*. Dann ist er anfällig für allergische Reaktionen aller Art – nicht nur auf Schadsubstanzen, sondern sogar auf vielerlei natürliche Stoffe, wie beispielsweise Tierhaare, Obst, Nüsse, Getreide und Blütenpollen.

Die Symptome einer Allergie sind vor allem auf der Haut als rote Quaddeln, Ekzeme oder nässende Bläschen zu beobachten. Schleimhäute reagieren mit Schwellungen, so daß unter anderem das Sehvermögen beeinträchtigt wird oder Atemnot und sogar Asthmaanfälle auftreten können. Durch mehrwöchiges Fasten werden Allergien nicht nur erheblich gebessert, sondern häufig ganz eliminiert. Während des Fastens kann sich das Entgiftungsorgan, die Leber, regenerieren. Gleichzeitig produziert sie vermehrt bestimmte Enzyme, wie zum Beispiel Histaminasen. Sie sorgen dafür, daß das Gewebehormon Histamin abgebaut wird und nicht über Haut und Schleimhäute den Körper verläßt. So werden viele Allergiker schon nach wenigen Fastentagen von Juckreiz befreit, und Asthmatiker sowie Bronchitiker können freier atmen.

Wer gegen Weizenmehl allergisch ist, kann das Heilfasten ohne weiteres mit Weizengrassaft und Fastentees durchführen. Nach drei- bis vierwöchigem Fasten werden schrittweise wieder Lebensmittel toleriert, die vorher Schwierigkeiten bereiteten.

Therapievorschläge: WW-Saft-Heilfasten, WW-Vitalkur, WW-Saftkur. Anschließend Vitalnahrung. WW-Auflagen auf geschwollene Augen oder Ausschläge. WW-Saft mit der Pipette in die juckende Nase träufeln.

♀ **Anti-Allergie-Drink:** 200 g Weizengrassaft, 160 g Brennesseltee, 160 g Niembaumblättertee.

Arteriosklerose

Gesunde Arterien passen sich unterschiedlichen Drucksituationen an; sie dehnen sich und ziehen sich zusammen. Erst durch ernährungsbedingte Stoffwechselstörungen (siehe »Optimaler Stoffwechsel durch optimale Ernährung«, Seite 45) kommt es zu Gewebeveränderungen, und die normalerweise glatten Innenwände, die Endothele, werden rauh. An diesen Stellen kann sich nun Plaque aller Art ablagern: unter anderem Kalk, verklebte Blutplättchen, die ebenfalls eine Folgeerscheinung von Mangelernährung sind, und Cholesterin. Cholesterin ist im übrigen eine völlig glatte Substanz und könnte sich an

Eine WW-Vitalkur wirkt sich durch ihre regenerierende Wirkung auf das Immunsystem bei Allergikern segensreich aus. Oft können sofort nach der Kur solche Lebensmittel wieder vertragen werden, auf die man glaubte, sein Leben lang verzichten zu müssen

gesunden und glatten Endothelen niemals ansetzen. Umfangreiche Untersuchungen der Weltgesundheitsorganisation (WHO) haben ergeben, daß nur maximal zwanzig Prozent der Durchblutungsstörungen in direktem Zusammenhang mit Hypercholesterinämie (hoher LDL-Cholesterinspiegel) stehen. Renommierte Wissenschaftler konnten nachweisen, daß sich durch eine Langzeitkur mit ausschließlich vegetabiler Ernährung die Plaque auf den Innenwänden innerhalb eines Jahres um zehn bis fünfzehn Prozent abbauen läßt.

Therapievorschläge: WW-Saft-Heilfasten oder WW-Vitalkur, anschließend Vitalnahrung, WW-Saftkur.

♀ **Health-Drink bei Arteriosklerose:** 200 g Weizengrassaft, 160 g Weißdornsaft, verdünnt, 160 g Bärlauchsaft, verdünnt.

Health-Drink für den Cholesterinstoffwechsel: 200 g Weizengrassaft, 160 g Löwenzahnsaft, verdünnt, 160 g Mistelsaft, verdünnt.

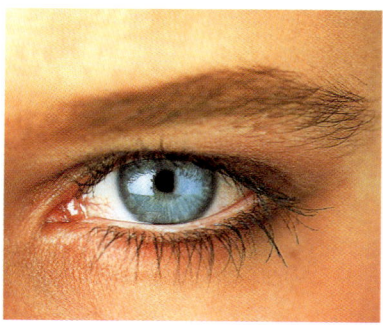

Augen

Bei jeder Augenerkrankung oder -verletzung muß selbstverständlich umgehend der Arzt aufgesucht werden. Schon ein kleiner Kratzer auf der Hornhaut kann sich durch eindringende Bakterien in ein böses Geschwür verwandeln. Als Erste-Hilfe-Maßnahme kann jedoch ein mit WW-Saft getränktes Tuch auf das betroffene Auge gelegt werden.

Therapievorschläge: WW-Auflagen bei Bindehaut- und Lidentzündung sowie Gerstenkorn.

Asthma

Das WW-Saft-Heilfasten bringt dem Asthmatiker enorme Erleichterung, da es die Leber zu vermehrter Produktion von Histaminasen anregt

Das Wort Asthma ist griechischen Ursprungs und bedeutet Atemnot. Was sich bei ekzemanfälligen Menschen auf der Haut zeigt, spielt sich beim Asthmatiker auf den Schleimhäuten ab, wodurch sich die verwandtschaftliche Beziehung zwischen Asthma und Hautausschlägen erklärt. Medikamente bringen keine Heilung, sie dämpfen nur die Symptome. Ebenso stellt das lebenslange Meiden bestimmter Nahrungsmittel oder allergener Substanzen keine befriedigende Lösung dar. Die WW-Kuren sind jedoch aufgrund ihres Reichtums an biologischen Wirkstoffen in der Lage, den gesamten Organismus zu revitalisieren. Schon nach wenigen Wochen beginnen sich die Schleimhäute zu beruhigen (siehe auch »Allergien«, Seite 58).

Praktische Anwendungen von A–Z

Therapievorschläge: WW-Saft-Heilfasten oder WW-Vitalkur, WW-Saft-kur, Übergang zu Vitalnahrung.

♀ **Asthma-Drink:** 200 g Weizengrassaft, 160 g Granatapfelsaft, 160 g Spitzwegerichtee, ½ TL Süßholz.

Bewegungsapparat

Im Falle einer **Arthritis** kann das Immunsystem zwischen Eigen- und Fremdstoffen nicht mehr unterscheiden. Es reagiert auf einen unbestimmten Reiz mit heftiger Abwehr, wobei sich im Gelenk Abwehrkörper (Eiweißstoffe) bilden, die nicht nur Fremdkörper, sondern auch die Gelenkinnenhaut attackieren. Bei dem Versuch, sich zu wehren, sondert sie zu viel und vor allem veränderte Gelenkflüssigkeit ab. Die Gelenkinnenhaut entzündet sich und beginnt zu wuchern. Das Gewebe um das Gelenk schwillt unter großen Schmerzen an und zerstört sich allmählich selbst. Durch die entzündete, wuchernde Innenhaut nimmt der Knorpel Schaden. Fehlt der schützende Knorpel, wird auch der darunterliegende Knochen angefressen. Schließlich verformt sich das Gelenk, verbiegt sich und versteift letztendlich. Da das Immunsystem im Eiweißstoffwechsel wirksam ist, muß dieser entlastet werden, indem über einen langen Zeitraum hinweg jegliches tierische Eiweiß gemieden wird. Das bedeutet, daß sich der Kranke um so effektiver erholt, je mehr er sich auf tiereiweißfreie Vitalkost umstellt.

Bei der **Arthrose** handelt es sich – im Gegensatz zu der herkömmlichen Abnutzungstheorie – um eine durch Mangelernährung (siehe »Optimaler Stoffwechsel durch optimale Ernährung«, Seite 45) entstandene Gewebeveränderung, die sekundär Verschleiß hervorruft. Handelte es sich bei diesem Leiden tatsächlich um eine primäre Abnutzungserscheinung, so würde jeder Klaviervirtuose aufgrund seines täglichen stundenlangen und sehr kraftaufwendigen Trainings bereits daran erkranken, bevor er den Höhepunkt seiner Karriere erreicht hat.

Die **Gicht** ist eine typische Wohlstandskrankheit, das heißt eine ernährungsbedingte Stoffwechselerkrankung. Die Nieren scheiden die im Körper gebildete Harnsäure nicht in ausreichender Menge aus, so daß ihre Konzentration im Blut zunimmt. Es kommt zu Ablagerung von Harnsäurekristallen in den Gelenken. Bei einem Gichtanfall, meist an der großen Zehe oder am Knie, schwillt das Gelenk an, wird rot und schmerzt unerträglich (siehe »Hyperazidität«, Seite 68).

Professor Dr. Katase, Direktor der Universität Osaka, konnte durch Tierfütterungsversuche nachweisen, daß Knochenveränderungen durch säurebildende Nahrung, wie fabrikzucker- und feinmehlhaltige Produkte, und übermäßigen Fleischverzehr verursacht werden. Um die Säure zu neutralisieren, wird aus dem Skelett Kalzium gelöst

Osteoporose entsteht durch eine Störung in der Kalziumver wertung. Sonnenbäder zum Vitamin-D-Aufbau sowie die gezielte Zufuhr biologischer Wirkstoffe, die im WW-Frühstück reichlich enthalten sind, wie Kalzium, Vitamin C und Phytohormone, können die Knochendichte erheblich verbessern

Von **Osteoporose** werden geflechtartige Knochen betroffen. Knochenbälkchen stehen normalerweise so engmaschig beieinander, daß sie ihre mechanische Aufgabe optimal erfüllen können. Mittels einer Konstruktion aus zugfesten Bindegewebsfasern und druckfesten Kalksalzen halten sie den Knochen zusammen. Wenn sich unter der Knochenoberfläche diese Knochenbälkchen zurückbilden, wird der Knochen instabil und fällt schon beim geringsten Stoß in sich zusammen. Von solchen Einbrüchen sind besonders häufig die Wirbel betroffen. Wie namhafte Ernährungswissenschaftler nachgewiesen haben, kann diese Erkrankung nicht, wie zumeist angenommen, durch vermehrten Verzehr von Milchprodukten verhindert oder geheilt werden, denn es handelt sich nicht um eine Kalkmangelkrankheit, sondern um eine Störung der Kalziumverwertung. In der Nahrung der Betroffenen mangelt es an biologischen Wirkstoffen, die den Einbau von Kalzium in die Knochen erst ermöglichen. So ist beispielsweise bekannt, daß Chinesen, die selten an Osteoporose erkranken, keinerlei Milchprodukte zu sich nehmen, sich dagegen von sehr viel Obst, Gemüse, Getreide (Reis) und Keimlingen (Sojasprossen) ernähren.

Therapievorschläge: WW-Vitalkur, anschließend Vitalnahrung, WW-Auflagen bei Bandscheibenbeschwerden und Gelenkschwellungen, WW-Saftkur.

🍷 **Health-Drink bei Arthritis:** 200 g Weizengrassaft, 160 g Klettenwurzeltee, 160 g Johanniskrauttee.

Health-Drink bei Arthrose: 200 g Weizengrassaft, 160 g Moorbeerentee, 160 g Guajaktee, ¼ TL Koriander.

Health-Drink bei Gicht: 200 g Weizengrassaft, 160 g Nelkenwurztee, 160 g Holundertee.

Health-Drink bei Osteoporose: 200 g Weizengrassaft, 160 g Walnußblättertee, 160 g Beinwelltee.

Bluthochdruck (Hypertonie)

Bluthochdruck kann vielerlei Ursachen haben, die vom Arzt untersucht werden müssen: durch Plaque verengte Gefäße, als Nebenwirkung von Medikamenten, als Begleiterscheinung von Nieren-, Drüsen- oder Herzkrankheiten sowie durch psychologischen Streß.

Therapievorschläge: WW-Vitalkur oder WW-Saft-Heilfasten, anschließend Vitalnahrung, WW-Saftkur.

♈ **Health-Drink bei Bluthochdruck:** 200 g Weizengrassaft, 160 g Selleriesaft, 160 g Mistelsaft, verdünnt.

Diabetes mellitus (Zuckerkrankheit)

Diabetes mellitus heißt »der süße Fluß«. Bei diesem Leiden wird ab einem bestimmten Blutzuckerspiegel die Glukose (Blutzucker) mit dem Urin ausgeschieden. Glukose, die unsere Zellen mit Energie versorgt, wird bei der Verdauung aus Kohlenhydraten gewonnen und durch das Hormon Insulin in die Zellen geschleust. Insulin, das in der Bauchspeicheldrüse produziert wird, hält den Zuckergehalt des Blutes normalerweise in bestimmten Grenzen. Die WW-Kuren mit anschließendem Übergang auf Vitalnahrung sind in der Lage, den Kohlenhydratstoffwechsel zu revitalisieren (siehe »Faserstoffe regen die Darmtätigkeit an und gleichen den Blutzuckerspiegel aus«, Seite 28). **Therapievorschläge:** WW-Vitalkur oder WW-Saft-Heilfasten, anschließend Vitalnahrung, WW-Saftkur.

Der Biostoff Inulin entlastet die Bauchspeicheldrüse und hilft, den Kohlenhydratstoffwechsel zu regenerieren. Inulinhaltige Säfte, die dem Diabetes-Drink hinzugefügt werden können, gewinnt man zum Beispiel aus Avocado, Petersilienwurzel, Porree, Schwarzwurzel, Sellerie und Zwiebel

♈ **Diabetes-Drink**: 200 g Weizengrassaft, 160 Knollenselleriesaft, 160 g Topinambursaft.

Entgiftung

Therapievorschläge: WW-Saft-Heilfasten und WW-Vitalkur.

♈ **Entgiftungs-Drink:** 200 g Weizengrassaft, 160 g Brunnenkressesaft, verdünnt, 160 g Birkenblättersaft, verdünnt.

Grippale Infekte

Ein geschwächtes Immunsystem ist die Folgeerscheinung einer entgleisten Stoffwechsellage, die wiederum aus Mangelernährung resultiert. Die WW-Kuren sind bestens geeignet, die Stoffwechsellage zu regenerieren und das Immunsystem zu revitalisieren.

Durch die WW-Vitalkur kann dem geschwächten Immunsystem innerhalb von wenigen Wochen »auf die Sprünge« geholfen werden

Stärkung des Immunsystems

Therapievorschläge: WW-Saft-Heilfasten oder WW-Vitalkur, anschließend Vitalnahrung, WW-Saftkur.

♈ **Anti-Grippe-Cocktail, Stärkung des Immunsystems:** 200 g Weizengrassaft, 160 g Orangensaft, 160 g Sanddornbeerensaft, 1 TL Honig, Zimt.

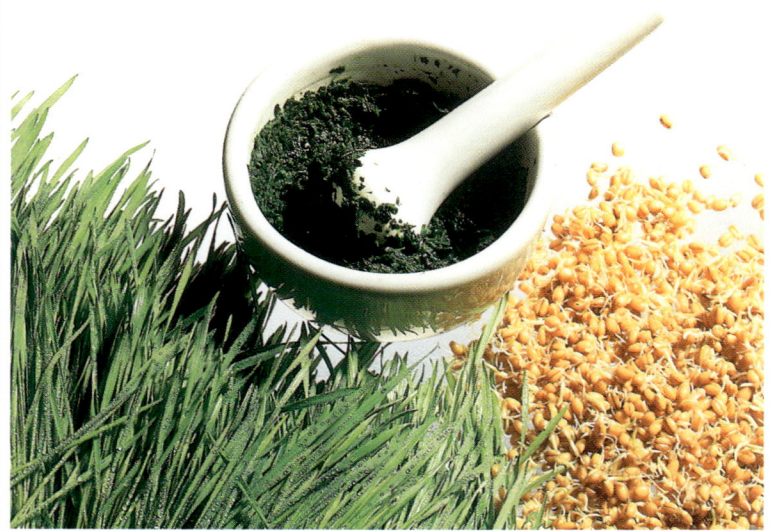

♀ **Drink bei akuter und chronischer Bronchitis, Husten:** 200 g Weizengrassaft, 160 g Eukalyptustee, 160 Engelsüßtee, 1 TL Honig, Süßholz.
Drink bei Rachenraumentzündung, Mandelentzündung: 200 g Weizengrassaft, 160 g Holundertee, 160 Engelsüßtee, 1 TL Honig, Anis.
Drink bei Nebenhöhlenentzündungen: 200 g Weizengrassaft, 160 g Primelwurzeltee, 160 g Fencheltee.

Haarausfall

Haarverlust ist zwar harmlos, hat aber bedeutsame Auswirkungen auf das Selbstwertgefühl. Man kann den Haarboden jedoch wirksam stärken – von innen durch Vitalkost und von außen durch WW-Saft.
Therapievorschläge: WW-Vitalkur, WW-Saftkur, Einreibungen mit WW-Saft.

WW-Haaröl (ca. Dreitagevorrat): Erwärmen Sie 1 EL der unter »Weitere Anwendungsformen« (Seite 55) beschriebenen Fettbasis auf ca. 40 °C, und rühren Sie mit einem kleinen Schneebesen 3–4 EL zimmerwarmen Weizengrassaft und 50 Tropfen Brennesselwurzelessenz unter. Zweimal wöchentlich leicht einreiben.
W-Pflege-Haarwasser: 70 g Weizengrassaft und 30 g Isopropylalkohol.

Praktische Anwendungen von A–Z

Hämorrhoiden

Die Ansicht, daß Hämorrhoiden Krampfadern seien, ist eine aus dem Altertum überlieferte, von der traditionellen Medizin übernommene Auffassung. In den sechziger Jahren kam man zu einer anderen Erkenntnis. Der normale Verschlußmechanismus des Rektums besteht aus dem Schließmuskel und dem Schwellkörpergewebe mit Schlagaderzufluß und Abflußweg. Der Abfluß, der durch das Schließmuskelgewebe verläuft, ist normalerweise bei zusammengezogenem Schwellkörper gedrosselt. Die Gefäßpolster sind mit Blut gefüllt und dichten zusammen mit dem Schließmuskel den After luft- und wasserdicht ab. Wird die Mastdarmwand durch Füllung gedehnt, kommt es zu einer Erschlaffung und Öffnung der Schließmuskulatur. So kann das Blut aus dem Schwellkörper abfließen, und das Schwellkörpergewebe behindert die Darmentleerung nicht. Wird die Darmöffnung gegen einen nicht öffnungsbereiten Schließmuskel erzwungen, beispielsweise durch Abführmittel oder falsche Stuhlgewohnheiten, bleibt der Abfluß aus dem Schwellkörper verschlossen, und die Gefäße überdehnen sich. Bei chronischer Überdehnung wird das Gewebe schlaff – es bilden sich Hämorrhoiden.
Therapievorschläge: WW-Vitalkur, Übergang zu Vitalnahrung (reich an Faserstoffen), WW-Auflagen.

♈ **Hämorrhoiden-Drink:** 200 g Weizengrassaft, 160 g Himbeerblättertee, 160 g Zinnrauttee.

Hauterkrankungen

Das Wunschbild jeder Frau und manchen Mannes ist eine reine, glatte Haut, so zart und weich wie Samt und Seide. Eine makellose Haut wirkt attraktiv auf andere Menschen und vermittelt ein hohes Selbstwertgefühl. Akne, Dermatitis, Psoriasis, Ekzeme, Furunkel und Abszesse reagieren äußerst positiv auf WW-Kuren.
Therapievorschläge: WW-Vitalkur oder WW-Saft-Heilfasten, anschließend Übergang zu Vitalnahrung. WW-Saftkur. WW-Auflagen auch bei Verbrennungen und Verbrühungen.

WW-Hautöl (ca. Dreitagevorrat): Wärmen Sie 1 EL der unter »Anwendungen« beschriebenen Fettbasis auf ca 40 °C an, und rühren Sie mit

Hämorrhoiden sind nicht nur lästig, sondern auch sehr schmerzhaft. Die konsequente Durchführung der WW-Therapie führt zur Rückbildung der Knoten und kann Neubildungen verhindern

Wünschen wir uns nicht alle eine schöne, reine Haut? Dieser Wunsch kann – je nach Schwere der Erkrankung – in wenigen Wochen bis Monaten durch die WW-Anwendungen und eine sie begleitende Vitalnahrung in Erfüllung gehen

einem kleinen Schneebesen oder mit der Gabel 3–4 EL zimmerwarmen Weizengrassaft unter. Täglich zwei- bis dreimal leicht einreiben.
Ätherische Öle: Die Zugabe von 2 Tropfen Bergamotte, Rosmarin und Thymian kann die Heilwirkung unterstützen.
⚱ **Anti-Akne-Drink:** 200 g Weizengrassaft, 160 g Brennesseltee, 160 g Granatapfelsaft.
Health-Drink mit Hautschutzvitaminen: 200 g Weizengrassaft, 160 g Aprikosensaft, 160 g Tomatensaft.

Hautverjüngung
Weizenkeim-Orangenblütencreme
25 Gramm Bienenwachs mit 10 Gramm reinem Lecithin und 80 Gramm Weizenkeimöl in einem Schnabeltöpfchen bei mittlerer Hitze (nicht über 70 °C) schmelzen lassen.
100 bis 120 Gramm Orangenblütenwasser in einem Extratopf auf etwa 70 °C erhitzen und mit dem Schneebesen langsam in das ebenso warme Öl einrühren. Nie umgekehrt!
Die Creme mit dem Schneebesen ständig rühren – eventuell im kalten Wasserbad –, bis die Temperatur auf 30 °C abgesunken ist.
20 Tropfen ätherisches Orangenblüten- oder Geraniumöl in die Creme träufeln und unterrühren.
Die fertige Creme auf vier kochendheiß ausgespülte Cremedosen verteilen und im Kühlschrank bis zur Verwendung aufbewahren.

Herz- und Kreislauferkrankungen
Ernährungswissenschaftler sehen die Ursache vieler Herzerkrankungen in einer krankhaften Eiweißspeicherung im Organismus, die auf übermäßigem Verzehr tierischer Produkte beruht. Der Überschuß an tierischem Eiweiß wird zu Kollagen umgebaut und im Zwischenzellgewebe sowie in den Zellmembranen der Kapillaren (feinste Bluthaargefäße) gespeichert. Hierdurch werden die Kapillare in ihrer Aufgabe behindert, die Nahrungsstoffe wie Vitamine, Mineralstoffe, Aminosäuren, Fettsäuren, Sauerstoff usw. in die Zellen zu schleusen. Aufgrund der reduzierten Durchlässigkeit der feinen Bluthaargefäße werden die Zellen nicht ausreichend mit den für sie lebensnotwendigen Substanzen versorgt. Dies kann zu Gewebeschwund und -tod führen. Mit tiereiweißfreier Ernährung, das heißt mit reiner vegetabiler Nahrung, über einen Zeitraum von vier Monaten werden die

Eiweißspeicher abgebaut. Die Kapillarwände und das Zwischenzell-gewebe können wieder funktionieren, Bluthochdruck wird geheilt, Herzinfarkt oder Schlaganfall können verhindert werden. Wenn anschließend eine tiereiweißarme Vitalnahrung beibehalten wird, können sich keine Eiweißspeicher mehr bilden (siehe »Hyperazidität«, Seite 68). Menschen mit Herz- und Kreislaufbeschwerden gehören selbstverständlich in die Obhut eines Arztes.

Therapievorschläge: WW-Saft-Heilfasten oder WW-Vitalkur, anschließend Vitalnahrung, WW-Saftkur.

♀ **Herz-Drink:** 200 g Weizengrassaft, 160 g Weißdornsaft, verdünnt, 160 g Mistelsaft, verdünnt.

Hyperaktivität bei Kindern

Eltern stellen die Hyperaktivität ihrer Kinder meist schon fest, wenn diese zwei bis drei Jahre alt sind. Die Kleinen sind ständig in Bewegung, und kein Spielzeug kann sie längere Zeit fesseln. Wenn ihnen etwas nicht gelingt, können sie regelrechte Wutanfälle bekommen. Diese Symptome verlieren sich nach geraumer Zeit, wenn aus dem Speiseplan des hyperaktiven Kindes strikt alle Nahrungsmittel gestrichen werden, die Phosphate (Salze des Phosphor) enthalten könnten. Wurstmasse wird beispielsweise Phosphat hinzugefügt, um das darin enthaltene Wasser zu binden, und in Broten sowie Brötchen können sich sowohl im Teigsäuerungsmittel als auch im Emulgatorbackmittel Phosphate befinden, die den Teig zusammen mit anderen »Hilfen« 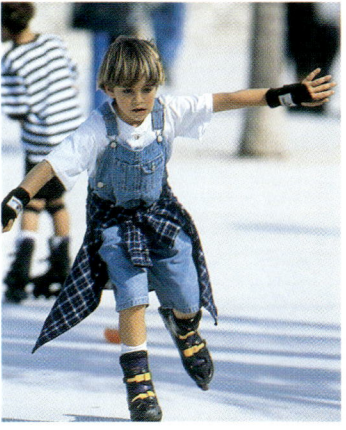 schneller aufgehen lassen. Aus diesem Grund sollte Brot nur im Reformhaus oder bei solchen Bäckern gekauft werden, die für Vollwertigkeit garantieren. Wurst kann man durch selbstgemachte, gesunde Brotaufstriche ersetzen. Phosphor, der in natürlichen Lebensmitteln enthalten ist, ist selbstverständlich nicht nur ungefährlich, sondern sogar lebensnotwendig.

Therapievorschläge: WW-Vitalkur, anschließend Vitalnahrung, WW-Saftkur.

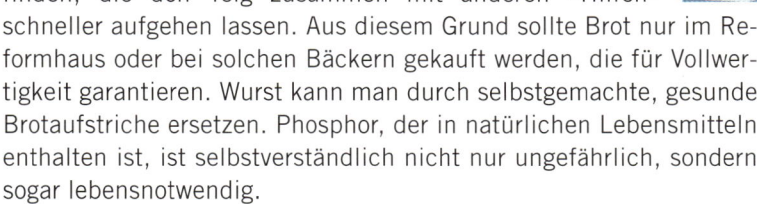

♀ **Entgiftungs-Drink:** 200 g Weizengrassaft, 160 g Borretschblätter-saft, 160 g Spitzwegerichsaft, verdünnt.

🍸 **Konzentrationsfördender Drink:** 200 g Weizengrassaft, 160 g Ingwerwurzeltee aus 1 TL kleingewürfeltem Ingwer, 160 g Basilikumtee.

Hyperazidität (Übersäuerung)

Wer wenig Tierprodukte verzehrt und raffinierte Kohlenhydrate weitgehend meidet, kann niemals unter einer Übersäuerung leiden. Liegt jedoch bereits eine Stauung im Zwischenzellgewebe und eine Verdickung der Zellmembranen durch Eiweißspeicherungen vor, ist die Grundlage für krankhafte Prozesse im Organismus geschaffen, die eine lokale oder verbreitete Azidose nach sich ziehen. Da der Transport von Nährstoffen zur Zelle durch die besagten Eiweißeinlagerungen stark behindert wird, entsteht in den Muskelzellen Mangel an Nahrung und Treibstoff, was beispielsweise Schwächung der Herzkontraktion zur Folge hat. Außerdem kommt es auch zu einem stockenden Abtransport aller Abfallstoffe des Energie- und Zellstoffwechsels zu den Ausscheidungsorganen, den Nieren. Dadurch bildet sich ein Ödem, das alle sauren Spaltprodukte des Energiestoffwechsels sowie die Säuren des Zellstoffwechsels der Muskelzellen, unter anderem Keratin und Harnsäure, enthält. Dieses »gehaltvolle« Ödem erzeugt nicht nur den Schmerz des *Angina-pectoris*-Anfalls, auf gleiche Weise entsteht der Schmerz des Muskelrheumas, der Arthrose und der Gichtanfälle. Besonders der Herzmuskel ist in hohem Maß für Azidose anfällig, weil die Herzmuskelzelle bei Stauung und Sauerstoffmangel alle drei Energieträger – Glukose, Fette und Aminosäuren – fortwährend zu sauren Endprodukten abbaut.

Therapievorschläge: WW-Saft-Heilfasten oder WW-Vitalkur, anschließend Vitalnahrung, WW-Saftkur.

🍸 **Basenbildender Drink:** 200 g Weizengrassaft, 160 g Stangensellerieblättersaft, 160 g Gurkensaft.

Krebs

Krebsforscher konnten bisher über sechshundert verschiedene krebsauslösende Schadstoffe nachweisen. Das läßt darauf schließen, daß immer mehrere Faktoren zusammenwirken, bis eine Zelle das »Startsignal« zur Fehlentwicklung erhält. In jedem gesunden Menschen gibt es sogenannte Onkogene, die durch äußere Einflüsse aktiviert werden können. Als Risikofaktoren werden unter anderem diskutiert:

Der Ernährungsforscher Prof. Dr. Wendt konnte nachweisen, daß sich der Überschuß an Tiereiweiß, zu Kollagen umgebaut, im Zwischenzellgewebe und in den Basalmembranen der Kapillare ablagert. Die Behinderung der Nährstoffzufuhr und des Abtransports von Stoffwechselschlacken führt zur Übersäuerung des Organismus

Nikotin, Alkohol, Umweltgifte, Medikamente, ungesunde Ernährung und Dauerstreß.

Therapievorschläge und Prophylaxe: WW-Vitalkur oder WW-Saft-Heilfasten, anschließend Vitalnahrung, WW-Saft-Drinks, die Anthozyane enthalten.

♀ **Antikrebs-Drink:** 200 g Weizengrassaft, 160 g Rote-Bete-Saft, 160 g schwarzer Johannisbeersaft.

Leberstörungen

Unsere Leber ist ein wahres Wunderwerk. Sie bewirkt in jeder ihrer Zellen zur gleichen Zeit Hunderte von chemischen Umwandlungsprozessen, die keine unserer hochmodernen chemischen Fabriken bewerkstelligen könnte. Sie stellt Hormone und Enzyme her, die für die reibungslose Funktion des Stoffwechsels in unserem Organismus unerläßlich sind, und sie produziert diverse chemische Vorstufen zur Weiterverarbeitung in anderen Organen. Für einen einwandfreien und störungsfreien Ablauf dieser Produktions- und Umsetzungsvorgänge ist die Leber auf die Zulieferung von hochwertigen Rohstoffen angewiesen. Fehlen die erforderlichen Vitalstoffe in der Nahrung, so kann die Leber keine erstklassige »Ware« herstellen; der Grundstock für Stoffwechselstörungen ist gelegt. Daraus folgt, daß die meisten Lebererkrankungen ernährungsbedingt sind. Das gilt indirekt auch für Leberentzündungen, die durch Viren hervorgerufen werden, da die Leber erst dann infektanfällig wird, wenn ihr lebensnotwendige, biologische Wirkstoffe vorenthalten werden.

Therapievorschläge: WW-Saft-Heilfasten (Rücksprache mit dem Arzt) oder WW-Vitalkur, anschließend Vitalnahrung, WW-Saftkur.

♀ **Leber-Drink:** 200 g Weizengrassaft, 160 g Schwarzwurzelsaft, 160 g Rote-Bete-Saft.

Drink bei Gelbsucht: 200 g Weizengrassaft, 160 g Wermutsaft, verdünnt, 160 g Löwenzahnsaft, verdünnt.

Lymphsystemstörungen

Das Lymphsystem, das aus Lymphgefäßen, Lymphknoten und Milz besteht, ist ein wesentlicher Teil des Immunsystems. Die Lymphknoten produzieren eine bestimmte Form weißer Blutkörperchen, die

Die WW-Vitalkur ist ein Jungbrunnen für die Leber. Der Ernährungsforscher und Internist Prof. Dr. Bruker konnte während seiner Tätigkeit als Chefarzt in renommierten Kliniken die erstaunliche Fähigkeit der Leber zur Regenerierung – auch in schweren Fällen – durch ausschließliche Frischkost aufzeigen

Weizengras-Weizenkeim-Therapie

Viele Kinder leiden unerkannt unter Skrofulose (Lymphatismus). Der Körper wehrt sich durch Schwellungen der Lymphdrüsen gegen die Eiweißfraktion Beta-Laktoglobulin in der Kuhmilch, welche die Natur nur für das Kalb vorgesehen hat. Mandelmilch (10 g Mandeln mit 90 g Wasser püriert) bietet ein ausgezeichnetes Äquivalent

Krankheitskeime, fremde Stoffe und wandernde Krebszellen einfangen und unschädlich machen. Die Lymphgefäße stellen das Drainagesystem des Körpergewebes dar. Das weitverzweigte Netz von Lymphkapillaren nimmt aus dem Gewebe Flüssigkeit auf und transportiert sie zu den Lymphgefäßen. Diese sind ähnlich aufgebaut wie die Venen und transportieren die Flüssigkeit ebenfalls mit Hilfe eines Klappensystems weiter. Alle Lymphgefäße münden im oberen Brustraum in eine Vene und entlassen die gesammelte Flüssigkeit in den Blutkreislauf. Zum Stau der Lymphe, der zu Ödemen führen kann, kommt es, wenn die Durchlässigkeit des Zwischenzellgewebes durch Eiweißspeicherung eingeschränkt ist (siehe »Herz- und Kreislauferkrankungen«, Seite 66).

Therapievorschläge: WW-Saft-Heilfasten oder WW-Vitalkur, anschließend Vitalnahrung, WW-Saftkur. WW-Auflagen bei Gesichts- oder Lidödemen.

☿ **Health-Drink bei Wassersucht, Ödemen:** 200 g Weizengrassaft, 160 g Knollenselleriesaft, 160 g Kürbissaft.

Magenverstimmung, Gastritis

Eine Magenverstimmung kann sowohl durch Streß als auch durch verdorbene Speisen oder gespritztes Obst und Gemüse hervorgerufen werden, und die Ursache für eine Gastritis kann ebenso im seelischen Bereich liegen wie in Alkoholmißbrauch und der Einnahme von Medikamenten.

Therapievorschläge: WW-Vitalkur, anschließend Vitalnahrung, WW-Saftkur.

☿ **Magen-Drink:** 200 g Weizengrassaft, 160 g Löwenzahnsaft, verdünnt, 160 g Bitterorangenschalentee.

Drink bei Gastritis: 200 g Weizengrassaft und 160 g Granatapfelsaft mit 2 EL zerstoßenen und in 160 g Wasser eingeweichtem Leinsamen pürieren.

Multiple Sklerose

Die multiple Sklerose ist eine Erkrankung des Nervensystems. Das Myelin, das als Markscheide die Nerven umhüllt und für ihre Versorgung mit Nährstoffen sowie für die Weiterleitung von Nervenimpulsen sorgt, wird an vielen Stellen zerstört. Die Symptome äußern sich in sensorischen Störungen und Sehstörungen sowie in Lähmungserscheinungen der Gliedmaßen. Sie können sich vorübergehend wieder zurückbilden, um zu einem späteren Zeitpunkt – nach Monaten oder sogar Jahren – verstärkt wiederzukehren. Wird durch die Myelinzerstörung auch der Nerv geschädigt, bleibt ein Teil der Beschwerden bestehen. Solange dieser Zustand noch nicht erreicht ist, übt die WW-Vitalkur eine unvergleichliche Heilkraft aus.

Joseph Evers (1894–1975), Arzt und Ernährungsforscher, wurde durch seine tausendfachen Heilungen der MS berühmt. Der renommierte Arzt sprach besonders dem Frühstück mit Weizenkeimen große Heilkraft zu.

Therapievorschläge: WW-Vitalkur, anschließend Vitalnahrung, WW-Saftkur.

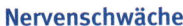 **Health-Drink bei MS:** 200 g Weizengrassaft, 50 g Weizenkeime, 160 g Brunnenkressesaft, 1 TL Weizenkeimöl und 160 g stilles Wasser pürieren.

Muskelverspannungen

Muskelverspannungen können ebenso bei sportlichen Aktivitäten auftreten wie am Schreibtisch im Büro.

Therapievorschläge: WW-Öl-Massagen.

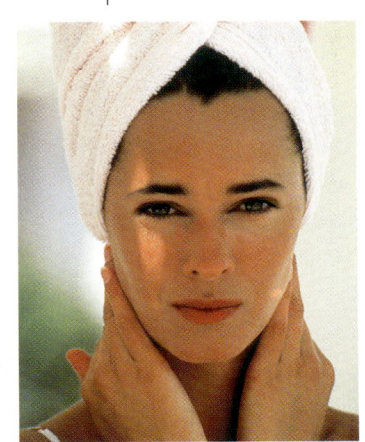

WW-Massage-Öl (ca. Dreitagevorrat): Wärmen Sie 1 EL der Fettbasis an (ca 40 °C), und rühren Sie mit einem kleinen Schneebesen oder mit der Gabel 3–4 EL zimmerwarmen Weizengrassaft unter.

Ätherische Öle: Die Zugabe von je 2 Tropfen Origano, Lorbeer und Rosmarin kann die Heilwirkung des Öls unterstützen.

Nervenschwäche

Wer kennt heute nicht das Gefühl, ewig gehetzt zu sein, das nervöse Herzklopfen und das Empfinden, kurz vor einem Nervenzusammenbruch zu stehen! Gönnen Sie sich jeden Abend nach der Arbeit fünf bis zehn Minuten Muße, und massieren Sie Stirn und Nacken mit WW-Öl. Darüber hinaus wirkt sich die stark aneurinhaltige Vitalnahrung (Vitamin B_1 = Nervenvitamin) beruhigend auf das vegetative Nervensystem aus.

Weizengras-Weizenkeim-Therapie

Therapievorschläge: WW-Vitalkur, anschließend Vitalnahrung, WW-Saftkur.

♀ **Anti-Streß-Drink:** 200 g Weizengrassaft, 160 g Passionskrauttee, 160 g Melissentee, 50 g gemahlene Sonnenblumenkerne.

WW-Auflage bei Trigeminusneuralgie: 30 g Weizenkeime mit 30 g Weizengras im Porzellanmörser zu Brei zerstoßen. 1 TL Weizenkeimöl, ¼ TL Königskerze und ¼ TL Helmkraut hinzufügen. Zwei- bis dreimal täglich aufstreichen und 20–30 Minuten einwirken lassen.

Nieren- und Harnwegserkrankungen

Steine entstehen durch harn-, phosphor- und oxalsaure Salze, die die Nieren normalerweise ausscheiden. Aus Mangel an Schutzkolloiden werden sie jedoch im Harn des Nierenbeckens nicht gelöst, sondern fallen aus. Schutzkolloide werden durch die Vitamine A, D und E gebildet, die in der WW-Vitalkur reichlich enthalten sind

Nierenfunktionsstörungen und -erkrankungen kann man nur durch ausreichende Zufuhr biologischer Wirkstoffe vorbeugen, die den Körper befähigen, Infekte besser zu verkraften. Die WW-Therapie wirkt sich positiv auf kranke Nieren und Harnwege aus.
Therapievorschläge: WW-Saft-Heilfasten (Rücksprache mit dem Arzt), WW-Vitalkur, anschließend Vitalnahrung, WW-Saftkur.

♀ **Nieren-Harnwegs-Drink:** 200 g Weizengrassaft, 160 g Ginstertee, 160 g Zinnkrauttee.
Drink zur Auflösung von Nierensteingrieß: 200 g Weizengrassaft, 160 g Bibernellentee, 160 g Petersiliensaft, verdünnt.
Drink bei Blasenentzündung: 200 g Weizengrassaft, 160 g Gundelrebentee, 160 g Ehrenpreistee.

Ohrenschmerzen

Therapievorschläge: Einige Tropfen zimmerwarmen WW-Saft mit der Pipette in das Ohr träufeln.

Parasiten, Würmer, Pilzerkrankungen

In unseren Breiten kommen am häufigsten Maden- und Spulwürmer vor. Würmer sind zwar lästig und eklig, doch ihre Beseitigung macht mit dem WW-Saft keine Schwierigkeiten.
Für Mykosen (Pilzerkrankungen) gilt das gleiche wie für Allergien: Nur durch ein geschwächtes Immunsystem können sich Pilze, die normalerweise still und friedlich Haut und Schleimhäute des Menschen besiedeln, vermehren.

Praktische Anwendungen von A–Z

Therapievorschläge: WW-Vitalkur, WW-Saftkur.

♀ **Antiwurm-Drink:** 200 g Weizengrassaft, 160 g Karottensaft, 160 g Sauerampfersamentee, 1–2 TL frischen Knoblauch- oder Zwiebelsaft.
Antipilz-Drink: 200 g Weizengrassaft, 160 g Echinaceasaft, verdünnt, 160 g Eisenkrauttee.

Prostatavergrößerung

Der männliche Körper produziert nicht nur männliche, sondern auch weibliche Hormone. Diese wirken auf den inneren Bereich der Prostata, die männlichen auf den äußeren. Spätestens ab dem fünfzigsten Lebensjahr geht die Produktion der männlichen Hormone zurück, wodurch sich der innere Bereich der Drüse durch das Hormonungleichgewicht vergrößert. Nicht bei allen Männern führt dies zu Beschwerden, wie häufigem Harndrang, mangelnder Entleerung der Blase oder gar kompletter Harnverhaltung. Die WW-Therapie hat durch ihre phytohormonale Wirkung einen ausgezeichneten Einfluß auf das Prostataadenom; es sind sogar Rückbildungen möglich.
Therapievorschläge: WW-Vitalkur, WW-Saftkur, WW-Frühstück.

Männer ostasiatischer Völker liefern den millionenfachen Beweis, daß bei einer überwiegend vegetabilen Ernährung keine Prostatawucherung auftritt

♀ **Hormon-Drink:** 200 g Weizengrassaft, 160 g Petersilienwurzelsaft, 160 g Schwarzwurzelsaft.

Seelische Harmonie

Wenn Depressionen häufig auftreten oder gar zum Dauerzustand werden, muß ein erfahrener Psychotherapeut zu Rate gezogen werden. Jeder Mensch kann jedoch durch sozialen oder emotionalen Streß in ein seelisches Tief geraten oder hin und wieder unter traurigen und bedrückenden Stimmungen oder unter Gefühlen der Schwermut leiden. Sie sind bedeutsam und notwendig, um Krisen zu verstehen und zu überwinden.

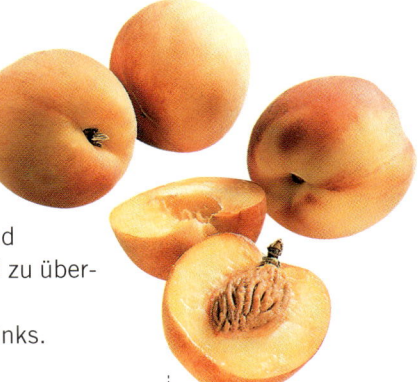

Therapievorschläge: WW-Vitalkur, WW-Saft-Kur, WW-Drinks.

♀ **Gute-Laune-Cocktail:** 50 g Weizengrassaft, 40 g Pfirsichsaft, 40 g Aprikosensaft, 20 g Cashewkernflocken, 1 TL Honig, Delifruit, Zitronenmelisse.

Weizengras-Weizenkeim-Therapie

Oder: 50 g Weizengrassaft, 40 g Maracujasaft, 40 g Birnensaft, 20 g Haselnußflocken, 1 TL Honig, Delifruit, Zitronengras.

Sexualität

Soweit keine psychischen Störungen vorliegen, die vom Psychotherapeuten behandelt werden sollten, können die WW-Kuren kleine Wunder vollbringen. Eine Nahrung, die reich an biologischen Wirkstoffen ist, vitalisiert den Organismus und versetzt ihn in die Lage, auch im sexuellen Bereich gesund zu funktionieren.

Impotenz und Frigidität

Therapievorschläge: WW-Vitalkur, WW-Saftkur.

☺ **Drink bei Impotenz und Frigidität:** 200 g Weizengrassaft, 160 g Ingwertee aus 1 TL kleingewürfelter Wurzel, 160 g Sarsaparillentee, ½ TL Vanille.

Menstruationsstörungen und -schmerzen

☺ **Drink bei Menstruationsstörungen und -schmerzen:** 200 g Weizengrassaft, 160 g Taubnesseltee, 160 g Kornblumentee.

Scheidenentzündungen, Ausfluß

Therapievorschläge: WW-Vitalkur, WW-Saftkur, WW-Spülungen.

Wechseljahresbeschwerden

Therapievorschläge: WW-Vitalkur, WW-Saftkur, WW-Drinks, Hormon-Drink, Gute-Laune-Cocktail.

Verjüngung

Wer träumt ihn nicht, den Traum von der ewigen Jugend! Wir können ihm ein wenig näher kommen, indem wir uns durch Vitalnahrung zu einem gesunden, energiegeladenen Menschen entwickeln, der jugendliche Frische und innere Ausgeglichenheit ausstrahlt. Vom gleichen Moment an, wo wir unseren Organismus darauf einstimmen, beginnt er sich zu regenerieren und zu revitalisieren. Je eher ein Mensch mit der Umstellung auf Vitalnahrung beginnt, desto früher wird der Alterungsprozeß aufgehalten und desto intensiver schreitet der Verjüngungsprozeß voran.

Durch Vermehrung des Unterhautzellgewebes strafft sich die Haut und wird besser durchblutet, was einen glatten, rosigen Teint bewirkt und Hautunreinheiten abheilen läßt. Fingernägel und Haare zeigen ein deutlich kräftigeres Wachstum

Praktische Anwendungen von A–Z

Therapievorschläge: WW-Saft-Heilfasten oder WW-Vitalkur, anschlie-ßend Vitalnahrung, WW-Saftkur.

♈ **Verjüngungs-Drink** (siehe auch Hormon-Drink): 200 g Weizengras-saft, 160 g Kalmuswurzeltee, 160 g Ingwertee, aus 1 TL kleingewür-felter Wurzel.

Zähne
Der Zustand der Zähne, der Kieferknochen, in dem sie verankert sind, und des Zahnfleisches ist davon abhängig, welche Nahrung dem Organismus zur Gewebebildung zugeführt wird. Es ist falsch zu glau-ben, daß den Zähnen nur äußere Einflüsse, wie etwa zuckerhaltige Speisen und Süßigkeiten, schaden können. Die Zähne nehmen unser Leben lang auch von innen her über die Pulpa am Stoffwechsel teil.
Therapievorschläge: WW-Vitalkur, WW-Saftkur, WW-Spülungen, Ein-reibungen mit Weizengrassaft.

Öl bei Zahnschmerzen: ¼ TL Weizenkeimöl mit 1 Tropfen ätherischem Ingweröl und 3 Tropfen ätherischem Nelkenöl mischen und die Um-gebung des schmerzenden Zahns massieren (betupfen).
Öl bei Zahnfleischschwund (Parodontose) und -bluten: ¼ TL Weizen-keimöl mit 1 Tropfen ätherischem Kardamomöl und 3 Tropfen ätheri-schem Myrrheöl mischen. Täglich das Zahnfleisch damit einreiben.

Der Aufbau und Erhalt der Zähne, der Kiefer-knochen sowie des Zahnfleisches ist von der Zufuhr vitalstoffrei-cher Ernährung abhän-gig. Zahnverfall kann nicht mehr rückgängig gemacht werden, doch er ist durch die WW-Therapie zu stoppen

Kapitel 7

Heilende Nahrung mit Weizenkeimen und Weizengras

Weizenkeim-Weizengras-Frühstück

(Abbildung Seite 31)

Tun wir es unseren Ahnen gleich, die noch vor hundert Jahren täglich ihr Getreidefrühstück aßen. Das Gericht sättigte und versorgte sie gleichzeitig mit wertvollen biologischen Wirkstoffen, die sie leistungsfähig und gesund erhielten. Auch unser Frühstück stellt das Herzstück einer heilenden und gesunderhaltenden Ernährung dar

Für eine Portion

½ Apfel
1 EL Zitronensaft
Kleingeschnittenes Obst (z.B. ½ Mandarine, ½ sehr reife Kiwi)
100 g Weizenkeime (evtl. gehackt)
1 EL junges, kleingeschnittenes Weizengras
(Wenn Sie täglich Ihren Weizensaft trinken, können Sie das Gras weglassen.)
1 EL angeröstete Sonnenblumen- oder Kürbiskerne
20 g Nüsse, grobgehackt
2 EL Sahne
1 TL Honig (falls nötig)
½ Banane

Den Apfel reiben und sofort den Zitronensaft darüberträufeln. Das Obst dazugeben und mit dem Weizengras, den Sonnenblumen- oder Kürbiskernen und den Nüssen vermischen. Sahne, Honig und die Banane mit dem Handmixgerät verquirlen und unter den Brei ziehen. Mit Zimt, Anis oder Bourbon-Vanillepulver würzen und mit Früchten der Saison und Sahnehäubchen garnieren.

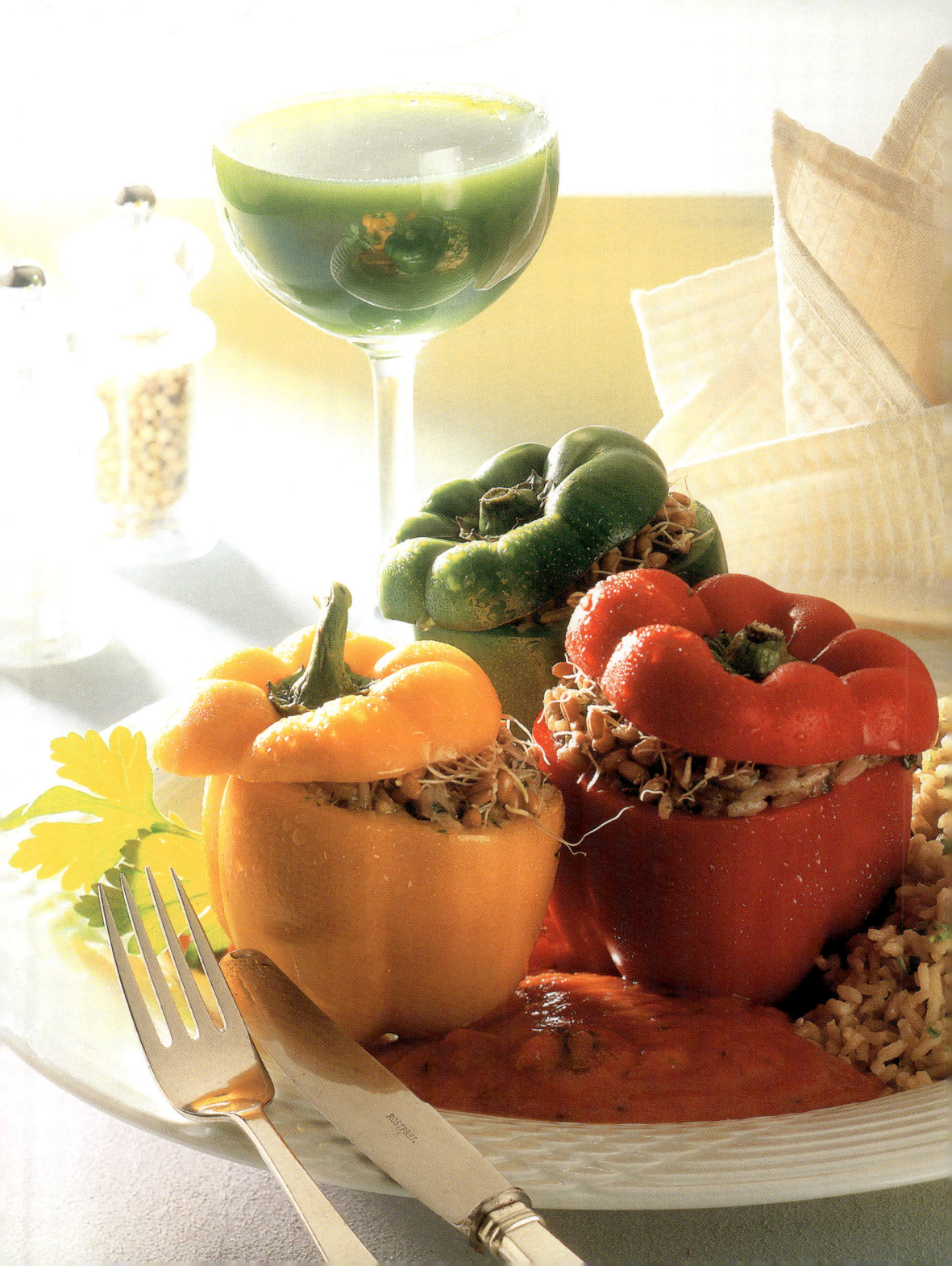

Luftgetrocknete, aromatische Weizenkeimfladen mit und ohne Weizengras

Grundteig

400 g gekeimte Körner

250 g Weizenkeimmehl

250 g frisch gemahlenes Weizenvollkornmehl

1 EL kaltgepreßtes Weizenkeimöl

2–3 EL kaltgepreßtes Sonnenblumenöl

1 TL Salz

Luftgetrocknete Fladen sind unvergleichlich würzig und wohlschmeckend. Da sie nicht erhitzt werden, bleiben alle biologischen Wirkstoffe erhalten

Die gekeimten Körner im Backofen bei 40 °C trocknen und im Mixer mittelfein schroten. Weizenkeim- und Weizenvollkornmehl mischen und Weizenkeim- sowie Sonnenblumenöl und Salz hinzufügen.

10 Minuten lang durchkneten. Sollte der Teig zu fest werden, geben Sie etwas Wasser dazu, ist er zu weich, dann helfen Sie mit etwas Mehl nach. Der Teig sollte eher fest als weich sein. Formen Sie mit bemehlten Händen sehr flache Fladen.

Aus dem Grundteig können Sie unterschiedliche Fladenbrote herstellen, indem Sie Kräuter oder Gewürze hinzufügen.

Kräuterbrot: 3 EL feingeschnittenes Weizengras, 2 EL getrocknete Küchenkräuter (Basilikum, Dill, Kerbel, Liebstöckel, Bohnenkraut, Majoran und Rosmarin).

Gewürzbrot: Je ½ TL gemahlener Anis, Fenchel, Kümmel, Kardamom und Koriander.

Rosinenbrot: 100 g Rosinen, 3 TL Honig, 1 TL Zimt.

Das Gebäck wird auf ein Blech gelegt und bei leicht geöffneter Backofentür bei maximal 45 °C getrocknet. Die Brote müssen von Zeit zu Zeit gewendet werden, bis sie durch und durch trocken sind.

Dips zu Gemüse, Salat oder Brot

Kräuterdip – der Darmputzer

50 g Weizenkeime, kleingehackt

80 g Crème fraîche

20–40 g Sahne

3 Cornichons, feingeschnitten

Dips zu Gemüse, Salat oder Brot

¼ Knoblauchzehe, kleingeschnitten
3 EL feingeschnittenes, junges Weizengras
1 EL Kräuter (Petersilie, Basilikum, Schnittlauch, Dill u. a.)

Alle Zutaten mischen und mit Pikata, rotem Pfeffer und Kräutersalz würzen.

Paprikadip

50 g Weizenkeime, kleingehackt
80 g Crème fraîche
20–40 g Sahne
½ Chili (aus dem Glas), feingeschnitten
100 g rote Paprikaschote, feingewürfelt
1 Msp. Sambal Oelek
1 TL feingeschnittenes Basilikum
½ kleine Zwiebel, feingeschnitten

Alle Zutaten mischen und mit süßem Paprikapulver, Pfeffer, Pikata und Kräutersalz würzen und junges, kleingeschnittenes Weizengras darüberstreuen.

Walnußdip

50 g Weizenkeime, feingehackt
80 g Crème fraîche
20–40 g Sahne
25 g Walnüsse, grobgerieben
25 g Walnüsse, feingerieben
½ Knoblauchzehe, feingeschnitten
2 EL Küchenkräuter (Dill, Basilikum, Petersilie u. a.)
1 EL junges, feingeschnittenes Weizengras
1 EL Weizengrassaft

Alle Zutaten mischen und mit Kräutersalz, Pfeffer und Pikata würzen und mit Walnußflocken garnieren.

Salate und Saucen

Salatteller Verena (Abbildung)
Frische Maiskörner
Karotten, gehobelt
Brokkoli, feingehobelt
Süße Weintrauben, halbiert
Rote Paprika, gewürfelt
2 EL Weizengras
4 EL Weizenkeime
2 EL Küchenkräuter

In der Mitte einer ovalen Platte einen Ring (ca. 10 cm Durchmesser) aus frischen Maiskörnern formen und mit gehobelten Karotten füllen. Dann aus weiteren Maiskörnern vom Rimg bis zum Tellerrand vier »Strahlen« bilden und die jeweils gegenüberliegenden Felder abwechselnd mit Brokkoli und Weintrauben gemischt sowie mit Paprikawürfeln füllen. Weizengras, Weizenkeime und Küchenkräuter darüberstreuen.

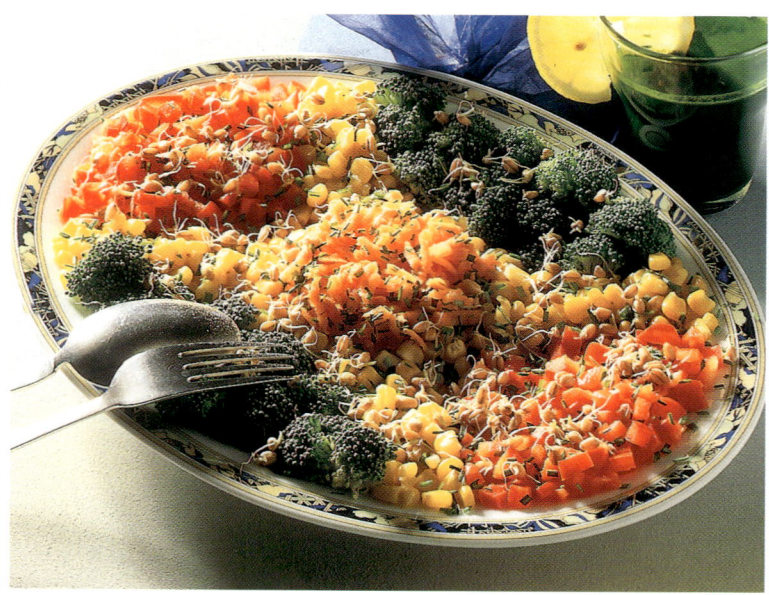

Sahnesauce

1 reife Banane
4 EL Sahne
2 EL Sauerrahm
1 EL Weizenkeimöl
2 EL Obstessig
1 EL Curry

Die Banane mit der Sahne verquirlen und mit den restlichen Zutaten mischen. Mit Kräutersalz, Pfeffer und Pikata abschmecken und über dem Salat verteilen. Die Walnüsse darüberstreuen.

Pilzsalat im grünen Nest (Abbildung Seite 18)

(Das Vitamin-C-D-K-Potpourri)
300 g Feldsalat
200 g frische Pilze, in Scheiben geschnitten
1 Zwiebel, kleingehackt
Salz und Pfeffer

Den Feldsalat putzen und je ein Nest auf vier Tellern bilden. Pilze salzen und pfeffern und mit der Zwiebel in etwas Öl braten. Nach dem Erkalten in die Nester geben.

Sauce

1 kleine Zwiebel, feingeschnitten
2 TL Weizenkeimöl
2 EL Sonnenblumenöl
3–4 EL Zitronensaft
1–2 TL Kräutersalz
2 EL kleingehacktes junges Weizengras
80 g Crème fraîche
4 EL Weizengrassaft
4 EL Weizenkeime

Zwiebel mit den anderen Zutaten mischen und gleichmäßig über Pilze und Feldsalat verteilen. Zwei Eßlöffel Weizenkeime darüberstreuen.

Die Angaben für Essig und Öl sind nur Anhaltspunkte. Variieren Sie nach Ihrem eigenen Geschmack

Käsesalat

2 Tassen Weizenkeime, gehackt
100 g Emmentaler, in dünne Streifen geschnitten
6 Radieschen, feingeschnitten
1 weiße Zwiebel, feingehackt
1 EL Kresse
2 EL feingeschnittenes, junges Weizengras

Alle Zutaten vermischen.

Sauce

2 TL Weizenkeimöl
3 EL Crème fraîche
1 EL Sonnenblumenöl
2 EL Apfelessig

Die Zutaten mischen und mit Kräutersalz und frisch gemahlenem Pfeffer abschmecken.
Den Salat mit einem Eßlöffel gehackter Pistazien bestreuen.

Salatteller Yvonne

Legen Sie gehobelten Kohlrabi in 2 cm breiten Streifen auf eine ovale Platte, so daß sie ein großes W bilden. Die so entstandenen fünf Felder füllen Sie mit buntem Gemüse auf. Beginnen Sie mit dem linken Feld:
Blaukohl, feingeschnitten (½ Stunde vorher etwas eingesalzen und gestampft), gemischt mit feingeraspelten Äpfeln
Karotten, feingehobelt
1 kleine rote Bete, feingehobelt und gemischt mit 2 TL Meer-
       rettich (evtl. aus dem Glas)
         Gelbe Paprika, in Streifen geschnitten
           Junge Bohnen, gedünstet und in Stücke geschnitten
             4 EL Weizenkeime
              2 EL Weizengras
            Walnüsse, gehackt

Salat mit Weizenkeimen, -gras und Walnüssen bestreuen.

Salate und Saucen

Kräutersauce

1 EL Weizenkeimöl
2 EL Sonnenblumenöl
1 EL Balsamico
1 EL Obstessig
2 EL Crème fraîche
2 TL Honig
6 EL Küchenkräuter, feingeschnitten (Schnittlauch, Basilikum, Dill, Kerbel, Majoran, Liebstöckel usw.)
½ Knoblauchzehe, kleingehackt
1 kleine Zwiebel, feingeschnitten

Zutaten mischen und mit Kräutersalz und Pfeffer abschmecken.

Salatteller Corinna

Tomaten, in Scheiben geschnitten
Rettich, in feine Scheiben geschnitten
Karotten, in feine Scheiben geschnitten
Grüne Paprika, in Streifen geschnitten
Sellerie, feingeraspelt
Apfel, feingeraspelt
Zitronensaft
4 EL Weizenkeime
2 EL feingeschnittenes Weizengras
1 kleine Zwiebel, kleingehackt
Kräuter, feingeschnitten

Belegen Sie den Rand einer großen runden Platte mit den Tomatenscheiben. Legen Sie an diesen Ring die Rettichscheiben. Den nächsten inneren Ring bilden die Karottenscheibchen. Es folgt ein weiterer Ring aus den Streifen der Paprikaschote.
Die Mitte füllen Sie mit dem Sellerie, gemischt mit dem grob geraspelten Apfel, auf; etwas Zitrone darüberträufeln.
Dann Weizenkeime, Weizengras, Zwiebel und Kräuter über den Salat streuen.

Lassen Sie beim Zusammenstellen der Zutaten Ihrer Phantasie freien Lauf. Ein bunter Salatteller erfreut das Auge und regt den Appetit an

Paprikasauce
2 EL Obstessig
2 EL Sonnenblumenöl
1 EL Weizenkeimöl
2–3 TL Tomatenmark
2–3 EL Crème fraîche
1 TL süßes Paprikapulver
1 Msp. Cayennepfeffer
½ rote Piri, kleingeschnitten

Die Zutaten mischen und mit Kräutersalz und Pikata abschmecken und über dem Salat verteilen.

Suppen

Unsere Suppen mit Weizengras und Weizenkeimen sind außerordentlich vitalstoffreich und sättigend. Ein Salatteller voraus und, im Anschluß an die Suppe, ein wenig Obst oder ein kleiner Obstsalat vervollständigen das Menü

Grüne Suppe (Abbildung)
1 mittelgroße Zwiebel, kleingeschnitten
Butter zum Anbraten
1 ½ l Gemüsebrühe (Cenovis-Würfel)
300 g Wirsing, feingeschnitten

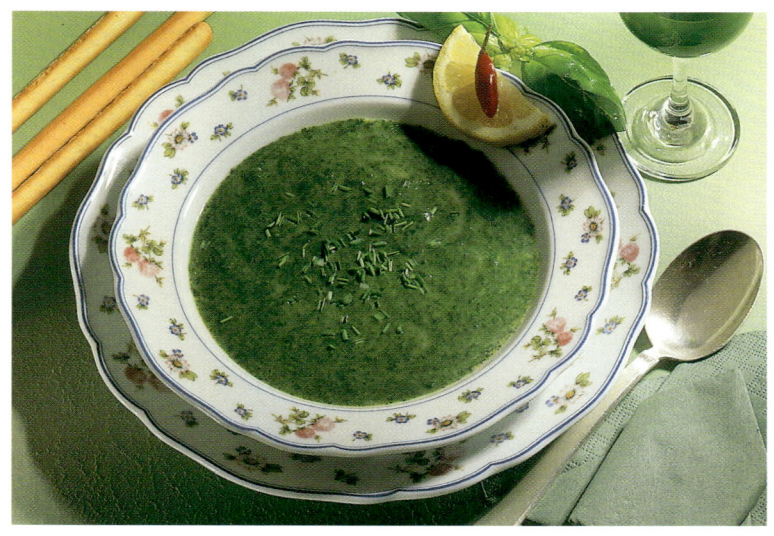

300 g Spinat, feingeschnitten
2 grüne Paprikaschoten, gewürfelt
4 EL Weizengrassaft
3 EL frische Küchenkräuter (Kerbel, Petersilie, Basilikum u. a.)
1 Tasse Crème fraîche
2 Tassen Weizenkeime
Kräutersalz, Muskatnuß und Pfeffer

Im Suppentopf die Zwiebel mit Butter glasig anbraten und anschließend mit der Gemüsebrühe aufgießen. Sobald die Brühe kocht, geben Sie das Gemüse und die Kräuter hinein und lassen es bei wenig Hitzezufuhr 5–10 Minuten ziehen (je kürzer, desto vitalstoffreicher bleibt das Gemüse). Anschließend wird die Suppe mit dem Weizengrassaft und den Weizenkeimen püriert und mit Kräutersalz, Muskatnuß und Pfeffer abgeschmeckt. Vor dem Servieren ziehen Sie die Crème fraîche unter.

Bunte Sommersuppe

1 mittelgroße Zwiebel, kleingeschnitten
Etwas Butter zum Anbraten
1½ l Gemüsebrühe (Würfel)
200 g grüne Bohnen, geschnitten
200 g Spargel, geschnitten
200 g Karotten, gewürfelt
200 g frische Maiskörner
4 EL Weizengrassaft
3 EL frische Küchenkräuter (Kerbel, Liebstöckel, Petersilie, Basilikum)
1 Tasse Crème fraîche
2 Tassen Weizenkeime
Kräutersalz und Pfeffer
4 feste rote Tomaten

Nachdem Sie die Zwiebel in Butter glasig gedünstet haben, geben Sie die Bohnen und die Gemüsebrühe dazu. Lassen Sie die Bohnen leicht köcheln, bis sie halb gar sind. Dann mischen Sie außer den Tomaten das übrige Gemüse und die Kräuter darunter und las-

Mit den Zutaten für die bunte Sommersuppe können Sie natürlich variieren. Eine weitere bunte Zusammenstellung wäre Brokkoli, rote Paprika, Topinambur und Ringe einer großen Gemüsezwiebel

sen die Zutaten auf kleinster Stufe 5–10 Minuten weiterköcheln. Vor dem Servieren ziehen Sie die Crème fraîche unter und geben die Weizenkeime, den Weizengrassaft und die gewürfelten Tomaten in die Suppe. Mit Kräutersalz, süßem Paprikapulver und Pfeffer abschmecken.

Pikante Gemüsegerichte

Gefüllte grüne Paprikaschoten mit roter Sauce

Tomatensauce
600 g reife Eiertomaten
100 g Karotten, feingerieben
1–2 EL Tomatenmark
½ TL Sambal Oelek (wer es scharf möchte)
1 Cenovis-Gemüsebrühwürfel
1 Zwiebel (ca. 100 g), kleingeschnitten
1 Knoblauchzehe, kleingehackt
1 EL süßes Paprikapulver
3 EL feingeschnittenes Weizengras
1 EL getrockneter Oregano
1 TL getrockneter Rosmarin
½ TL Pfeffer
2 EL Sonnenblumenöl
2 EL Butter
Frisch gemahlenes Weizenmehl

Die Tomaten in kochendes Wasser tauchen, bis die Haut platzt. Anschließend enthäuten und in kleine Würfel schneiden. (Kochwasser zum Blanchieren der Paprikaschoten wiederverwenden.) Zwiebeln und Knoblauch in Öl andünsten. Den Gemüsebrühwürfel, das Tomatenmark, Sambal Oelek, Kräuter und Gewürze daruntermischen; zum Schluß die Tomatenwürfel zugeben und alles gut mischen. Die Tomaten erhitzen, aber nicht totkochen. Sobald die Tomaten Wasser abgeben, können Sie die Sauce mit dem Mixer pürieren. Nach und nach etwas Mehl einstreuen, bis eine sämige Sauce entsteht. Zum Schluß die Butter unterrühren.

Füllung für die Paprikaschoten

1 Zwiebel, feingeschnitten
200 g Champignons, feingeschnitten
200 g Auberginen, kleingewürfelt
1 Gemüsebrühwürfel
½–1 TL Pfeffer
3 EL kleingeschnittenes Weizengras
1 Bund frischer Kerbel, feingeschnitten
2 gehäufte EL feingeschnittener, frischer Salbei
2 EL Sonnenblumenöl
200 g Weizenkeime
80 g Crème fraîche

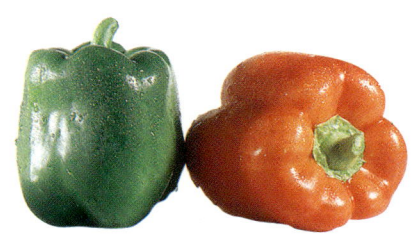

Zubereitung

Die Zwiebeln in Öl glasig dünsten, die Champignons dazugeben und den Topfdeckel schließen. Sobald die Pilze Wasser abgegeben haben, den Gemüsebrühwürfel darin auflösen und die gewürfelten Auberginen sowie die Kräuter untermischen. Die Auberginen bei geringer Hitzezufuhr garen. Gegebenenfalls noch etwas Wasser hinzufügen. Zum Schluß die Weizenkeime und Crème fraîche dazugeben und den Topf warm stellen.

Paprikaschoten

Von den Paprikaschoten die »Hüte« abschneiden, die ausgehöhlten Schoten und die Hüte auf der Innenseite leicht salzen und in einen passenden Topf stellen, in dem sie nicht umfallen können.
Den noch heißen Weizenkeim-Gemüsebrei in die Schoten füllen, die Hüte aufsetzen, den Topfboden mit etwas heißem Wasser bedecken und den Topfdeckel schließen. Da die Füllung bereits gegart ist, brauchen die Schoten nur etwa 10 Minuten gedünstet zu werden.

Naturreis

Nebenbei zwei Tassen Naturreis in vier Tassen Wasser mit etwas Salz und einem Teelöffel Öl 40–45 Minuten garen.

Eine hübsche Variante ist die Kombination von verschiedenfarbigen Paprikaschoten – rot grün und gelb – mit wahlweise grüner oder roter Sauce

Servieren

Die gefüllten Paprikaschoten auf eine vorgewärmte Platte setzen und mit einem Reisring umgeben. Den Reis reichlich mit frischem, feingeschnittenem Weizengras bestreuen. Die Tomatensauce mit einem Estragonzweig garnieren und in einer Sauciere servieren.

Gefüllte Fleischtomaten mit grüner Sauce

Füllung

200 g Egerlinge oder Champignons, in Scheiben geschnitten
200 g Zucchini, gewürfelt
200 g Weizenkeime
3 EL kleingeschnittenes Weizengras
1 Gemüsebrühwürfel
1 EL Majoran
1 TL Oregano
2 TL gerebelter Rosmarin
2 EL frische Küchenkräuter
2 EL Sonnenblumenöl
1 Zwiebel, kleingeschnitten
60 g Crème fraîche
3 EL geriebener Emmentaler

Die Füllung zubereiten, wie unter Paprikafüllung beschrieben, den Käse untermischen und sofort in vier große, ausgehöhlte und leicht eingesalzene Fleischtomaten geben. Die gefüllten Tomaten in einem geschlossenen Topf erhitzen, nicht kochen!

Grüne Sauce

500 g Spinat, entstielt
3 EL kleingeschnittenes Weizengras
¼ TL Pfeffer
¼ TL Muskatnuß
100 g Sahne

Kinder lieben buntes Gemüse, und die Farbzusammenstellung rot, grün und weiß wirkt appetitanregend. Sollte Ihr Kind partout keinen Spinat mögen, so bereiten Sie die Sauce aus Mangold zu

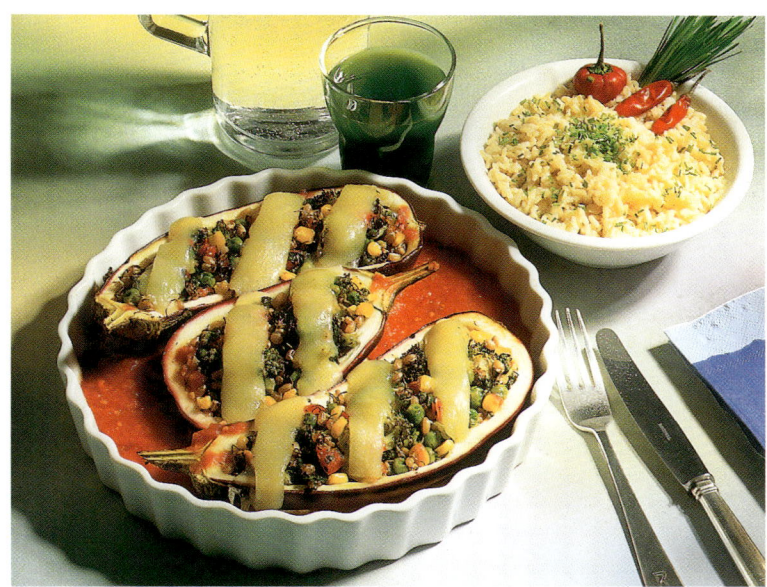

Spinat entstielen und in etwas Wasser blanchieren. Die anderen Zutaten dazugeben und eventuell mit etwas frisch gemahlenem Weizenmehl binden.
Nebenbei Naturreis garen. Das Gericht wie unter »Gefüllte grüne Paprikaschoten mit roter Sauce« beschrieben servieren.

Auberginenschiffchen (Abbildung)
2 Auberginen halbieren, aushöhlen, leicht einsalzen und mit etwas Zitrone beträufeln, damit sie nicht braun werden. In einem Topf mit wenig Gemüsebrühe vorgaren.

Füllung
1 Zwiebel, kleingeschnitten
1 Knoblauchzehe, kleingeschnitten
200 g rote Paprika, gewürfelt
200 g Brokkoli, geraspelt
200 g Weizenkeime
100 g Tomaten, gewürfelt

2 EL Sonnenblumenöl
2 EL feingeschnittenes Weizengras
Je 2 TL Oregano, Rosmarin, Majoran, süßer Paprika
¼ – ½ TL Sambal Oelek
2 EL kleingeschnittene Petersilie
150 g Emmentaler, geraspelt

Die Zwiebeln und den Knoblauch im Öl glasig dünsten, Gemüse, Kräuter und Gewürze dazugeben. Im geschlossenen Topf heiß werden lassen, die Weizenkeime unterrühren und die Mischung sofort in die Auberginenhälften füllen. Die gefüllten Auberginenschiffchen mit Käse bestreuen, in einer eingefetteten, feuerfesten Form in die auf 220 °C vorgeheizte Backröhre stellen und überbacken, bis der Käse geschmolzen ist. Dazu Naturreis und rote oder grüne Sauce servieren.

Süßspeisen

Obstsalat mit Weizenkeimen
200 g Weintrauben
200 g Zwetschgen
2 Äpfel
2 Birnen
1 große, reife Banane
1 Orange oder 2 Mandarinen
Saft einer Zitrone
Saft einer Orange
2 EL Honig
2 EL gehackte Haselnüsse
50 g Weizenkeime

Den Zitronensaft in eine Schüssel gießen, die Weintrauben halbieren und das weitere Obst in kleinen Scheibchen hineingeben. Ab und zu umschichten, damit das Obst vom Zitronensaft benetzt wird. Den mit Honig verquirlten Orangensaft und die Weizenkeime unter den Obstsalat mischen. Den Salat 10 Minuten ziehen lassen und nochmals mischen. Mit Schlagsahne servieren.

Süßspeisen

Weizenkeim-Schokocreme

50 g Weizenkeime, feingehackt
30 g Crème fraîche
50 g Haselnüsse, feingemahlen
30 g Honig
1 EL Kakao oder Johannisbrotmehl

Alle Zutaten vermischen und mit Bourbon-Vanillepulver oder Zimt würzen.
Auf kleine Vollkornbrötchenscheiben streichen und mit Haselnußflocken garnieren.

Ungebackener Weizenkeim-Früchtekuchen

200 g Weizenkeime
200 g Feigen
200 g entsteinte Datteln
200 g Sultaninen
200 g getrocknete Bananen
200 g getrocknete Mangos
200 g getrocknete Aprikosen
200 g gehackte Mandeln
4 EL Honig
2 EL Rum
Zimt, Vanille und Delifruit (nach Belieben)

Keime, Früchte und Mandeln durch den Fleischwolf drehen und die Zutaten in der Schüssel mit Honig, Rum und Gewürzen vermengen. Den Boden und den Rand einer Springform mit Backpapier auslegen, und die Masse in die Form drücken. Die Oberfläche mit einem Messer glätten und den Kuchen mit einer Folie abgedeckt in den Kühlschrank stellen. Den Kuchen zwei Tage lang ziehen lassen.

Der Weizenkeim-Früchtekuchen ist eine Delikatesse, von der Ihre Gäste begeistert sein werden. Er hält sich im Kühlschrank sehr lange und wird von Tag zu Tag besser. Daher können Sie ihn auf Vorrat herstellen

Heilende Nahrung mit Weizenkeimen und Weizengras

Weizenkeim-Dattelkugeln

2 Tassen Weizenkeime
2 Tassen frische, entsteinte Datteln (kalifornische)
1 Tasse Rosinen
1 Tasse Mandelmus*
1 Tasse feingemahlenes Weizenvollkornmehl
½ Tasse Honig
1 TL frischgeriebener Ingwer (mittelfeine Reibe)
1 TL Sirupingwer
Zimt, Vanille oder Delifruit (nach Belieben)

Weizenkeime, Datteln und Rosinen durch den Fleischwolf drehen und mit den übrigen Zutaten gut vermischen. Mit dem Teelöffel auf der Handfläche walnußgroße Kugeln formen und in Kokosflocken wälzen. Die Kugeln in kleine Konfektförmchen aus Papier legen und im Kühlschrank fest werden lassen.

Weizenkeim-Mango-Konfekt

100 g getrocknete Mangos
20 g getrocknete Weizenkeime, sehr fein geschnitten
60 g Mandelmus
1 EL Zitrone

Die Mangos auf der Gemüseraffel sehr fein zerkleinern und mit den übrigen Zutaten vermischen. Eine Rolle formen und in ein Zentimeter dicke Scheibchen schneiden. Diese in Konfektförmchen geben und mit halben Haselnüssen oder Mandelhälften verzieren.

---

*Mandel- oder Nußmus läßt sich ganz leicht im Mixer herstellen. Sie können sich zur Herstellung von Konfekt im Kühlschrank einen Vorrat halten. Dazu nehmen Sie zwei Teile abgezogene Mandeln und einen Teil Blütenhonig. Die Mandeln werden im Mixbecher der Küchenmaschine fein gemahlen, dann füllen Sie die Masse in eine Schüssel und geben den Honig hinzu. Es soll ein fester Kloß entstehen. Der Honig konserviert das Mus, deshalb hält es lange.

Anhang

Quellen und Literaturhinweise für interessierte Leser

Dr. R. Bircher, *Geheimarchiv der Ernährungslehre*, Bircher-Benner, Bad Homburg 1992

Dr. M. O. Bruker, *Leber-, Magen-, Galle-, Darm- und Bauchspeicheldrüsenerkrankungen*, Emu, Lahnstein 1991

H. Erven, *Die Bedeutung des Regenwurms*, *Der Gesundheitsberater*, Emu, Lahnstein 1989

Die große GU Vitamin- und Mineralstofftabelle, Gräfe & Unzer, München 1996

Dr. W. Kollath, *Die Ordnung unserer Nahrung*, Haug, Heidelberg 1992

Dr. W. Kollath, *Getreide und Mensch*, Helfer, Bad Homburg 1984

M. Kovacsics, *Sekundäre Pflanzenstoffe*, WDR, »Kostprobe« 1995

G. Miketta, *Netzwerk Mensch*, Trias, Stuttgart 1991

H. A. Schweigart, *Vitalstofflehre, Vitalstofftabellarium*, Zauner 1966

Dr. E. B. Székeley, *Das Friedensevangelium der Essener*, Bruno Martin, Südergellersen 1977

M. J. Voelk, *Allergien und Mykosen heilen mit den Kräften der Natur*, Knaur, München 1997

Dr. G. Wendt, *Gesund werden durch Abbau von Eiweißüberschüssen*, Schnitzer, St. Georgen o. J.

Dr. A. Wigmore, *The Wheatgrass Book*, Avery Publishing Group Inc., Wayne, New Jersey 1985

Bezugs- und Versandadressen für Saftpressen, Pflanzschalen, frisches Weizengras

Deutschland
Weizengras-Saftpressen und Pflanzschalen
Keimling Naturkost GmbH, Bahnhofstraße 43/51, 21614 Buxtehude, Tel. 0 41 61-5 20 01
Pura-Vita, Leostraße 14, 81375 München, Tel. 0 81 05-40 24
Biosnacky Keim- und Pflanzschalen, Reformhaus

Frisches Weizengras aus biologischem Anbau
»Green Connection«, Anton Kraiß-Handthal 31,
97516 Oberschwarzach, Tel. 0 93 82-78 48

Schweiz
Weizengras-Saftpressen, frischgezogenes Weizengras
»School of Life«, Fam. Hochstrasser, Dorfstraße 15, CH-5606 Dintikon, Tel. 056-6240202
Biosnacky Keim- und Pflanzschalen, Reformhaus

Österreich
Weizengras-Saftpressen
Life Light Naturwaren, Rohrbrunn 53, A-7572 Deutsch-Kaltenbrunn, Tel. 0 33 83-33 10-0
Biosnacky Keim- und Pflanzschalen, Reformhaus

Register

Beschwerden und Erkrankungen

Rezeptverzeichnis

Die Autorin
Marianne J. Voelk ist Gesundheitsberaterin mit den Schwerpunkten Lebens-
beratung und Naturheilverfahren sowie Fachautorin für Gesundheits- und
Ernährungsthemen. Sie führt in Fürth/Bayern Seminare für Naturheilverfahren durch.

Bildnachweis
AKG: 8
Bavaria/Gluske: 17; -/PRW: 61; -/Stock Image: 71; -/Stock Imagery: 38
Freundin: 56
Mosaik/Brauner: 21, 79, 82; -/Kerth: 2, 35, 53;
-/Möller: 86; -/Teubner: 27, 58, 73
Reinhard Tierfoto: 5, 23
Stockfood Eising: 92; -/Bohle: 45
T. Stone/Correz: 67; -/Perlstein: 25
W. Weihreter (Fooddesign: J. Voelk): 3, 15, 18, 31, 41, 48, 50, 64,
77, 80, 84, 89

Redaktion: Ulrike Erbertseder
Textbearbeitung: Irmgard Perkounigg
Umschlagkonzeption: Design Team, München
Umschlagfoto: Mosaik/Kerth

Der Mosaik Verlag ist ein Unternehmen
der Verlagsgruppe Bertelsmann

© 1998 Mosaik Verlag GmbH, München / 5 4 3 2 1
Satz: Alinea GmbH, München
Druck: Alcione, Trento
Bindung: Ecoprint, Lavis-Trento
Printed in Italy
ISBN 3-576-11138-7